Das Seelenleben

in

seinen Beziehungen

zum Körperleben.

„*Il y a quelquefois*, sagt Frau von Staël, *de la méchanceté dans les gens d'ésprit, mais cette méchanceté vient non pas de ce qu'on a trop d'ésprit, mais de ce, qu'on n'en a pas assez.* — Und bedenken wir, wie die Lehre über die Seele und über Geisteskrankheiten, so mächtig auf die Moral und das geistige Leben der Völker einwirkt, so ist es sehr nachtheilig, dass dieser Zweig der Wissenschaft nicht wenig unter dem Einfluss jener *gens d'ésprit* steht, deren *méchanceté* eine nothwendige Folge ist *de ce, qu'ils n'ont pas assez d'ésprit.*"

Das Seelenleben

in

seinen Beziehungen

zum Körperleben,

vom

Standpunkte der Naturforschung und der ärztlichen Erfahrung

dargestellt,

von

Friedrich Bird, Med. Dr.

der Leopoldinisch-Carolinischen Academie der Naturforscher, der westphälischen Gesellschaft für vaterländische Cultur in Minden, der niederrheinischen Gesellschaft für Natur- und Heilkunde, des thüringisch-sächsischen Vereins für deutsche Alterthümer, der physicalisch-medicinischen Societät in Erlangen Mitglied, u. s. w.

Berlin,

bei G. Reimer.

1837.

Vorbemerkungen.

Diese Schrift schliesst sich zum Theil an eine frühere: „Notizen aus dem Gebiete der psychischen Heilkunde.“

Wie ich es in jener Schrift beabsichtigte, mit Beseitigung der blossen und zu nichts führenden Speculation, allein durch Mittheilung von Thatsachen, die psychologischen und psychiatrischen Lehren immer mehr nach Möglichkeit aufzuhellen, so beabsichtige ich ein Gleiches durch diese Schrift.

Die Gelegenheit, Thatsachen und Erfahrungen zu sammeln, habe ich unablässig benutzt und bin hiedurch in den Stand gesetzt, immer noch bis jetzt in derartigen Mittheilungen continuiren zu können, denen hoffentlich auch Nicht-Aerzte ihre Aufmerksamkeit schenken wollen, um sich dann zu überzeugen, dass es allein auf dem Wege der Naturforschung möglich ist, Aufschlüsse über die geistige Natur des Menschen in Etwas zu erlangen, die, sind sie auch keine erschöpfenden, doch nicht ungünstige Resultate geben, während mit blosser Speculation nichts gewonnen wird. —

Der Umstand, dass die psychischen Krankheiten entweder gar nicht, oder doch in der Regel nur zu unvollständig vom ärztlichen Standpunkte aus, bearbeitet sind, wirkt immer noch mit Nachtheil fort, was allein schon aus der geringen Theilnahme zu ersehen ist, welche von Seiten des ärztlichen Publicums den psychiatrischen Schriften gewidmet wird; und soll man deshalb zürnen? — ich thue das Mindestens nicht, denn ich tadle Keinen, welcher diese Schriften blos deshalb übersieht, weil er mehr als einmal solche in Händen bekam, die ihm statt Aufhellung nur ein unverständliches Gerede brachten, was er nicht in ärztlicher, oft in keiner Beziehung zu benutzen wusste, und schon eben dieses Umstandes wegen, ist es gut, wenn wir der ärztlichpsychischen Schriften stets mehrere erhalten, welche das Misstrauen des ärztlichen Publikums mit der Zeit am besten verscheuchen werden. —

Aerztlich-psychische Schriften beabsichtigen, uns mit den somatischen Zuständen bekannt zu machen, in deren Folge das Seelenleben getrübt ist; solche Schriften machen uns mit dem Heilobject bekannt, zeigen uns, wie wir ärztlich verfahren müssen, um Verrückte heilen oder genesen zu können und weil es sich nun grade hierum handelt, so können psychische Schriften, welche nicht von solchem Standpunkte ausgehen, uns Aerzten auch nur überflüssige seyn. —

Die psychischen Schriften, welche blos vom sogenannten philosophischen Standpunkte bearbeitet sind, werden sich keiner dauernden Existenz zu erfreuen haben und wohl steht zu hoffen, dass ihrer immer weniger erscheinen werden, da unsere Zeit bei den meisten Erscheinungen nach einem nützlichen Resultat fragt, was man ihr hier kaum zu nennen weiss. —

Ich habe kürzlich in einer philosophischen Schrift geblättert, und mit Vergnügen das Geständniss gelesen, dass die sogenannten philosophischen Beweise für die Unsterblichkeit der Seele — nichts bewiesen haben! — und gewiss, das ist wahr und ich bin überzeugt, dass die Folgezeit mehr noch, als die Gegenwart, immer weniger Geschmack an solchen theoretischen Speculationen finden wird: „diese fatalen Zweifeleien über die Existenz einer vernünftigen Seele; über die blos körperliche Seele, oder ein Eins seyn von Leib und Seele; über Fortdauer nach diesem Leben; diese Schauversuche in eine Geisterwelt und Anderes in solcher Manier — alle diese Sächelchen wird man hoffentlich immer mehr auf die Seite schieben; man wird aus Vernunftgründen glauben und das Uebrige als Allotria ohngefähr so ansehn, wie wir die Hexenprocesse."

Eine ärztliche Psychiatrie, wie ich sie in meiner Pathologie und Therapie der psychischen Krankheiten, Berlin bei G. Reimer 1836, darzustellen versuchte, kann uns den Beweis geben, dass Seele und Leib getrennt sind; dass das Gehirn ein Sitz der Seele ist; dass der Zustand des gesammten Körpers auf das Seelenleben influirt, und was so wichtig ist, dass es ausser den Grenzen der Möglichkeit liegt, das Seelenleben materialistisch erklären zu können; ja, berücksichtigen wir die Beweise aus der medicinischen Psychiatrie genau, so ersehen wir, dass die Seele, die Vernunft, auch nicht entfernter Weise so roh, plump und grob an die Materie gebunden ist, wie sich das die gelehrten Vorfahren und Nachkommen des Herrn de la Mettrie gedacht haben; und wenn auf dem Wege der ärztlichen Forschung ein so schönes Resultat errungen wurde, so ist das um so erfreulicher, da man uns Aerzten lange genug den abgeschmackten Vorwurf gemacht hat, dass wir eben durch unsere Wissenschaft zu Materialisten würden; wir können in solche Irrungen indess nur verfallen durch eine ausgezeichnete Halb- und bodenlose Viel-Wisserei. —

Indem die ärztliche Psychiatrie uns die

Grenze zeigt, wo es mit den Forschungen über das Seelenleben ein Ende hat, marquirt sie auch grade hier die Grenze, wo der vernünftige Glaube seinen Anfang nimmt und dessen Einflüssen nur die Thorheit ausweicht, weil sie die Empfänglichkeit für Vernunftgründe nicht besitzt. — Die Grenzen, bis an welche ich also auch in dieser Schrift nur gehen kann und darf, habe ich bezeichnet: „indem ich mich also in den Grenzen der Organenwelt halte, auf die der Mensch einmal angewiesen ist; indem ich, um Thorheiten zu meiden, die Grenzen achte, wo unser Wissen ein Ende hat—, hoffe ich durch die folgenden Darstellungen um so wahrer der practischen Thätigkeit der Aerzte nützlich zu seyn, und somit den unglücklichsten Menschen, den Geisteskranken.“ —

Geschrieben zu Bonn, am 21. Septbr. 1836.

Dr. Friedrich Bird.

Verzeichniss des Inhalts.

Cap. I.

L'homme machine des Herrn de la Mettrie und der Materialismus in seiner wahren Bedeutung.

Seit den frühesten Zeiten hat es Gelehrte gegeben, welche sich in der Ansicht, dass die Seele blos ein Resultat der Thätigkeit der Organisation oder vielmehr diese selbst sey, gefallen haben und diese Ansicht fand bald mehr, bald weniger Beifall, je nach der Gesinnungsrichtung des Zeitalters, so wie es denn überhaupt wahr ist, dass der Beifall, welchen ein Schriftsteller findet, nur zum Theil von seinen Leistungen abhängt, zum Theil von der Meinungsrichtung seiner Zeit, und so sehen wir, dass die Celebrität einer Zeit, für eine andere zu Nichts wird und so umgekehrt sucht die eine Zeit wieder hervor, was in einer anderen verschollen war: „dauernden Werth aber hat nur das, was mit Natur und Wahrheit in Einklang steht."

Nachdem man nun lange und oft die Grundsätze des Materialismus gepredigt, geglaubt und auch wieder mit Recht verworfen hatte, wurde man im vorigen Jahrhundert es müde, sich mit den abstracten Theorien länger zu befassen, und in der politischen und moralischen Welt wurde es Sitte, das Handgreifliche nur schön und wahr zu finden. Läugnen wir nun nicht, dass in diesem Streben nach Wirklichkeit und in dem Widerwillen gegen die ewig repetirte Speculation, Richtiges lag, so ging es leider damit, wie es so gewöhnlich geht: „man goss das Kind mit dem Bade aus," und konnte überhaupt nicht nutzen, weil man eine Extravaganz für eine andere austauschte. War der sogenannte Materialismus im vorigen Jahrhundert also neuerdings an die Ordnung des Tages gekommen, so erschien die Schrift des Herrn de la Mettrie: „*l'homme machine*" für sie zur guten Stunde und sie fand eine glänzende Aufnahme, was schon die Opposition von Seiten der Gegenpartei beweist; aber diese Opposition siegte so wenig, dass solche Grundsätze mehr oder weniger, nicht nur bis heute in der medicinischen, selbst in der übrigen Literatur, und sogar in der Belletristik hie und da herrschend blieben, welche leztere insbesondere sich berufen fühlte, die hohen Rechte der Materie zu vindiciren, welche dieser um so mehr zu gebühren schienen, da man sie für die verkörperte Seele, für letztere selbst, erklärt hatte. —

Und erkennen wir in dem *homme machine* des Herrn de la Mettrie nun gleichsam die Mutter einer zahlreichen Descendenz, so bleibt es nur nöthig, dass wir uns mit der Mutter befassen, wo dann zugleich die Nachkommenschaft ihre Abfertigung findet, was mir um so lieber ist, weil die Nachkommen sich meistens weniger dreist auszusprechen wagen, — während der Herr von la Mettrie offen und frei sich ausspricht und, wie sehr wir des Franzosen Ansichten tadeln, so ehren wir doch seine Offenheit: „der Feind, der sich als solchen darstellt, den kann ich bekämpfen, während der minder dreiste, versteckte Widersacher entwischt, indem er eine Hinterpforte sich offen hielt;“ und wenn man vielleicht fragen sollte, weshalb hier die Erneuerung eines Kampfes gegen sogenannten Materialismus? — so antworte ich: „derselbe ist, gut geführt, jetzt ganz zeitgemäss; wer als psychischer Arzt forschen will, der beachtet Seele und Leib in ihrer Vereinigung, da er beide nur in der Vereinigung, nie getrennt, erblickt, und so behandle ich hier die Frage, was Materialismus ist, in der Absicht, um der guten Forschung die missliche Deutung zu ersparen, die Unkunde ihr machen könnte, so wie man hier sehen wird, dass die blos somatische Medizin eine halbe ist, welche durch eine Cultur der Psychiatrie erst eine mehr ganze Heilkunde werden kann."

In den „*oeuvres philosophiques* von la Mettrie, London 1751 S. 9—80," habe ich den *homme machine* zum Erstenmale mit Musse und in der Absicht einer Widerlegung vom ärztlichen Standpunkte aus, gelesen im Januar 1836. — Ich muss es gestehen, dass dieser *homme machine* sehr einladend geschrieben ist; mir ist seit lange nichts so Piquantes und Ergötzliches vorgekommen, als eben der *homme machine*, und namentlich schon deshalb, weil mir durch ihn die Descendenz trotz Nüançen, um so verständlicher und widriger wurde. Liest man die Schrift, so fühlt man es, wie la Mettrie so recht *con amore* schrieb; man muss das Angenehme solcher Darstellung empfinden, ja, man wird sich schon dadurch überzeugen lassen, wenn man nur hinreichend unselbständig und unkundig in dem behandelten Gegenstande geblieben ist.

Hätte nun la Mettrie nicht enorm oberflächlich, sondern in der That gründlich, die Maschinerie des menschlichen Körpers untersucht und gekannt, so würde er mit seiner Arbeit den Grundsätzen der Moral, und der ärztlichen Lehre genutzt haben, während er jetzt ein Flickwerk aus Medizin, Philosophie und Poesie, verbrämt mit religiöser Ignoranz, geliefert hat, was offenbar als das abgeschmackteste Muster dasteht, nach welchem verwandte Geister späterhin in die Psychiatrie und andere Zweige des Wissens hineingepfuscht haben. —

Dieser *homme machine* ist, selbst unbewusst durch Kunde aus zweiter und dritter Hand, mehr benutzt, als vielleicht geglaubt wird; er ist mehr gelesen, als citirt, und vielleicht gibt es nur wenige Schriften, welche tiefer auf die Grundsätze ihrer und der folgenden Zeiten einwirkten, als diese kleine Schrift: „die psychiatrische Literatur und ihr Ausfluss, die theoretische Psychologie" sind wahrlich wichtig, da sie so wichtige Beziehungen zu dem moralischen und religiösen Leben der Welt haben!

Und sehen wir nun, was im *homme machine* wesentlich gelehrt wird; indem wir eine Widerlegung geben, glauben wir dadurch alle jene Gründe beseitigt zu haben, durch welche man bis jetzt die sogenannten materialistischen Lehren gestützt hat, und der, welcher es nicht verschmähen sollte, in der Folge wieder mit solchen Lehren auftreten zu wollen, der wird neue, gute Beweise beibringen müssen, weil die bis jetzt vorhandenen ohne allen Werth sind.

Die Lehren des Herrn von la Mettrie.

1) Wenn die Organisation ein Verdienst ist, und zwar das wichtigste, als die Quelle aller anderen, so sind Unterricht oder Ausbildung das zweite. —

2) Die Welt aber wird nie eine glückliche werden, bevor sie nicht eine atheistische geworden. Wäre der Atheismus allgemein verbreitet, dann wären alle Secten der Religion in ihrer Wurzel vernichtet; dann gäbe es keine theologischen Fehden mehr, oder keine Religionskriege, keine Soldaten der Religion, schreckliche Krieger! — die mit einem heiligen Gifte inficirte Natur, würde ihre Rechte und ihre Reinheit wieder annehmen. Taub für jede andere Stimme, würde der ruhig lebende Sterbliche nur den Einflüssen folgen, die seine Individualität ihm eingibt, denn diese sind die ein-

zigen, welche man ungestraft nicht verachten darf und die uns allein auf dem freundlichen Wege der Tugend zum Glücke führen. Also heisst das Naturgesetz: „wer dasselbe streng beachtet, ist der brave Mann und er verdient das Zutrauen des ganzen Menschengeschlechts. — Derjenige, der das Naturgesetz mit Strenge befolgt, mag immerhin die *dehors* einer anderen Religion befolgen und dennoch ist er ein Betrüger — ein Heuchler, dem ich misstraue. — Wer in seinem Herzen dem Aberglauben Altäre erbaut, der ist dazu bestimmt — Götzen zu verehren, aber den Werth der Tugend erkennt er nicht.“ —

3) Alle Facultäten der Seele dependiren so durchaus von der individuellen Organisation des Gehirns und des ganzen Körpers, dass sie sichtlich nichts sind, als diese Organisation selbst und diese ist also eine wahrhaft aufgeklärte Maschine! — Hätte der Mensch das Naturgesetz allein erhalten, wäre er dann minder Maschine? einige Räder, etliche Springfedern mehr, als in den am meisten vollkommenen Thieren vorhanden sind: „das Gehirn nach Proportion dem Herzen näher gebracht, dadurch eine grössere Menge an Blut erhaltend, und dieselbe Vernunft wäre gegeben!“ was weiss ich es end-

lich! — unbekannte Ursachen werden immer dieses zarte Gewissen, das so leicht verletzt wird, diese Selbstanklagen hervorrufen, welche der Materie nicht fremder sind, als der Gedanke selbst. Und die Organisation bewirkt sie Alles, reicht sie durchaus hin? — ja, ich wiederhole es. Entwickelt sich das Denken sichtbar mit der Entwickelung der Organisation, warum soll die Materie, aus welcher die Organe bestehen, nicht auch für Selbstanklagen oder Gewissensbisse befähigt seyn, wenn eben diese Materie im Verlaufe ihrer Entwickelung zu der Fähigkeit des Denkens ermächtigt ward?

4) Seele — das Wort Seele, ist nichts, als ein hohler Klang, ein leeres Wort, von dem man keinen Begriff hat und dessen der fähige Kopf sich nur bedienen soll, um den in uns denkenden Körpertheil zu bezeichnen. Man nehme nur ein Princip der Bewegung in unbedeutender Stärke an, und die beseelten Körper werden Alles, was nöthig ist, besitzen, um sich bewegen zu können, zu empfinden, zu denken, Reue zu fühlen und um sich, es kurz zu sagen, in der physischen und moralischen Welt zurecht zu finden. Und so ist denn „Seele“ nichts weiter, als „ein Princip der Be-

wegung;“ der Leib aber ist nichts weiter, als eine „Uhr,“ und der neue Chylus ist der „Uhrmacher.“

5) Der Menschenleib ist eine Uhr, aber eine grossartige, die mit einer so grossen Kunst und Geschicklichkeit gebaut ist, dass, wenn das Rad stillsteht, welches die Secunden andeutet, das Rad für die Minuten seinen Gang fortläuft. So bleibt das Rad, welches die Viertelstunden zeigt, wie die anderen, in Bewegung, wenn die ersteren, durch Rost zerfressen oder aus einer anderen Ursache verletzt, ihren Lauf unterbrochen haben.

6) Unter zweien Aerzten verdient derjenige am meisten unser Zutrauen, der die genaueste Wissenschaft des Mechanismus und des Physischen unseres Körpers besitzt und der die Seele sammt allen beunruhigenden Forschungen über dieselbe, als eine Chimaire — den Narren und Schaafsköpfen überlässt.

7) Cartesius ist der Erste, welcher den vollständigen Beweis geführt hat, dass die Thiere blosse Maschinen sind. Cartesius, und spricht er auch über den Unterschied zweier Substanzen — offenbar nur, um durch List die Theologen das verborgene Gift im Schatten einer Analogie verschlukken zu lassen —, verwirft den Unterschied und

sieht dies alle Welt, so sehen das gerade die Theologen nicht.

8) Die Menschen sind Wesen, stolz und eitel, mehr ausgezeichnet durch ihren Hochmuth, als durch ihren Namen „Mensch"; und wie begierig sie sind, sich hoch zu stellen, so sind sie im Grunde doch nur Thiere und perpendiculair dahin kriechende Maschinen. —

9) Blödsinnige und stupide Menschen sind blosse Thiere in der menschlichen Gestalt; wir erkennen es, dass Alles blos und allein von der Organisation abhängig ist. —

10) Die Vegetation ist eine auffallend bemerkenswerthe: „hier sind es Haare, welche die Höhe unserer Köpfe decken und dort sehen wir Blätter und Blumen. Allenthalben in der Natur, glänzt derselbe Luxus und der *Spiritus rector* der Pflanzen sitzt endlich an gleichen Orten, in denen bei uns die Seele weilt, diese andere Quintessenz des Menschen." — Und wahrlich, in der Materie liegt nichts Gemeines, als nur in den rohen und plumpen Augen derjenigen, welche sie in ihren Prachtwerken nicht erkennen.

11) Die Seele der Insecten ist zu beschränkt, um die Wandlungen begreifen zu können, welche

die Natur zu veranstalten vermag. Nie hat auch nur ein Einziges unter den ausgebildetsten und klügsten Insecten es sich vorgestellt, dass aus ihm ein Schmetterling werden solle. Und wie mit den Insecten, so mit den Menschen! — denn was wissen wir über unsern Ursprung, über unsere Bestimmung? — und, so wollen wir uns denn einer unabweisbaren Unwissenheit unterwerfen, indem davon unser Glück abhängig ist. Wer also denkt, der ist weise und gerecht; er ist ruhig über sein Loos, und folglich auch glücklich! — Er wird den Tod erwarten, ohne ihn zu fürchten, noch zu wünschen; indem er das Leben liebt, begreift er es kaum, wie der Ekel es vermag, das Herz in einer Welt voller Freuden zu umstricken; er ist erfüllt von Hochachtung, Dankbarkeit, Anhänglichkeit und Liebe für die Natur, und dies nach Maassgabe seiner Gesinnungen und der Wohlthaten, die er von ihr erhalten; er ist glücklich, sie zu umfassen und blicken zu können auf das reizende Schauspiel des Weltalls, und nie wird er dieselbe in sich oder Anderen verderben — was sage ich! — er wird, reich an Humanität, sogar den Karakter, das Wesen der Natur, selbst in seinen Feinden lieben. Danach urtheile man, wie er Andere behandlen wird: „er beklagt die

Bösen, aber hasst sie nicht, denn sie sind in seinen Augen nur unglücklich formirte Menschen, und indem er nur allein Nachsicht kennt für die Gebrechen der geistig-körperlichen Formation, wird er auch die Schönheiten und Tugenden bewundern, die aus derselben hervorgehn.“ Menschen, welche die Natur begünstigt hat, werden ihm einer grössern rücksichtsvollen Vorliebe würdig erscheinen, als die, welche von ihr stiefmütterlich behandelt sind. So sieht man, dass die Gaben der Natur als die Quelle von allem Erworbenen, in dem Munde und dem Herzen des Materialisten alle jene Huldigungen finden, die der anders Denkende ihnen mit Unrecht versagt.

12) Der Materialist, überzeugt, wie seine Eitelkeit auch murren mag, dass er nur eine Maschine ist oder ein Thier, wird niemals seines Gleichen misshandlen. Genau unterrichtet über die Natur seiner Handlungen, wird der Materialist nach dem, allen Thieren gegebenen, Naturgesetz, dem Andern nur das thun, was er will, dass man auch ihm thue. — Und schliessen wir immer nur kühn: „der Mensch ist eine Maschine, und im ganzen Weltall giebt es nur eine, aber unendlich modificirte, Substanz!“ —

Bemerkungen über die so eben citirten Lehren des Herrn von la Mettrie.

Die Klasse der Materialisten oder derjenigen Gelehrten, welche nur die Materie allein als die einzige Substanz in der Natur annehmen, und eine geistige Substanz, namentlich indess eine selbständige vernünftige Seele im Menschen, verwerfen, ist, wie bereits angedeutet, eine doppelte, nämlich:

1) Die verdeckten Materialisten, die ihre Ueberzeugung unter einem Luxus von Gelehrsamkeit zu verdecken streben, und es dabei nicht verschmähen, einige Bemerkungen als Milderungsmittel zu benutzen, damit sie nicht zu schroff erscheinen. Diese Klasse der Materialisten ist heute keineswegs noch ausgestorben, und wenn ich sie nicht speciell berücksichtige, so geschieht das, weil ein solches Unternehmen in der That unnütz wäre, und weil

2) die offen sich aussprechenden Materialisten ehrenwerther sind, denn dreist sprechen sie ihre Ideen, ohne Rückhalt, aus und so opponiren und widerlegen wir hier am Besten. Im Uebrigen ist Materialismus — immer nur Materialismus, d. h. Unsinn ist Unsinn, ob fein oder derb ausgesprochen; und habe ich bewiesen, dass Materialismus blos nur ein Un-

sinn ist, dass die Begriffe Materialimus und Unsinn identische sind, so habe ich bewiesen, wie kein Materialismus existirt, und so sieht man ein, dass nichts überflüssiger seyn könnte, als die Bemühung, sich mit Widerlegung der feineren Nüancirungen des Undings Materialismus, befassen zu wollen.

Um die unrichtige Idee zu verhüten, als ob ich neuere Schriftsteller unter der Firma la Mettrie tadle, muss ich bemerken, wie ich im Falle eines solchen Wollens kein Incognito für das nöthig habe, was ich sagen könnte, und dann noch, dass ich seit lange jede Schrift, in der mir die sogenannten materialistischen Ideen entgegentreten, sogleich an die Seite lege, nicht, weil ich für meine Ansichten bange, sondern weil es mich peinigt, zu sehen, wie die Leute leeres Stroh dreschen, und ich in einem vollständigen Vegetiren und Nichtsthun eine sehr noble Arbeit finde in Vergleich mit der Lectüre von Materialismus; auch läugne ich es nicht, dass ich gegen solche Schriften einen Widerwillen empfinde, da ihr demoralisirender Einfluss nicht zu verkennen ist. — Und nun zur Sache, zu der Kommentirung der de la Mettrie'schen Ansichten, die wir mit Recht als die Repräsentirenden solcher Ideen annehmen, und deren Widerlegung gewiss nicht unnütz ist, da sie in das Leben eingriffen und eingreifen, was wir insbesondere in Bezug auf die Geisteskranken nachweisen wollen. —

Wenn ich la Mettrie's Ansichten oben unter 12 Abtheilungen brachte, so will ich meine Beleuchtung, unter eine gleiche Zahl von Abtheilungen vertheilt, aussprechen; sowie ich in Cap. 2 etc. durch fernere Thatsachen die Angaben beweise, die ich hier gemacht habe. —

Zu Nr. 1.

Die Materialisten nennen die Organisation das erste, und den Unterricht das zweite Verdienst, was ganz wahr und richtig ist, nur nicht, wenn man hiedurch beweisen will, dass der Mensch einer selbständigen Seele entbehre, und auch nicht, wenn man damit blos beweisen wollte, dass die Materie und die Vitalkraft, die nicht Seele ist, eins und dasselbe sind *). „Dass eine normale Organisation das erste und wichtigste Requisit in Rücksicht auf ein gesundes organisches und geistiges Leben abgibt,"

---

*) Wegen des genauen Zusammenhangs meiner Arbeiten über Psychiatrie, weise ich, um Repetitionen möglichst zu meiden, auf jene öfter hin; hier aber insbesondere auf die Pathologie und Therapie der psychischen Krankheiten. Berlin, bei G. Reimer, 1836.

leidet nicht den mindesten Zweifel, und diese Ansicht ist so allgemein für eine wahre angenommen, wie sie es in der That auch ist, dass es wohl Keinem je wird in den Sinn kommen, die Richtigkeit dieser Wahrheit in Zweifel zu stellen!

Eine Organisation, welche das Leben eines Individuums in der geistigen und der leiblichen Richtung, als eine gesunde erscheinen lässt, muss eine normale seyn und sie ist dies nur, wenn eine absolut gute Relation zwischen den einzelnen Körpertheilen stattfindet, so dass die Schädelpartie des Kopfes zur Gesichtspartie, der Kopf zur Brust, die Brust zum Unterleib in einer guten relativen Beziehung stehen und diese Theile wieder zu den Extremitäten sich normal verhalten.

Ferner müssen das Gehirn und gesammte Nervensystem zum Blutsystem, Arterien zu den Venen — Nerven zum Hirn und Rückenmark, Gangliensystem zum Gehirn u. s. w. in richtiger organischer Relation sein; es muss, kurz zu reden, eine normale Relation zwischen allen Systemen, welche den Leib construiren, vorhanden seyn, soll die psychische und physische Gesundheit als eine gute existiren. Indess hiermit reicht es nicht aus: „die normale Mischung der festen Theile und der flüssigen,“ darf auch nicht fehlen, denn schwindet dieselbe, so entweicht die Normalität der Form und die Capacität der Organe und Systeme für die ihnen gebührende Menge an Vitalität oder Lebenskraft, entflieht und das richtige Lebensverhältniss ist getrübt. Und mithin, wir wissen das, ist eine normale Organisation das erste Requisit zu einer gesunden geistigen und leiblichen Existenz; ich sage, wir wissen das, aber nun frage ich: „wissen wir durch ein solches Wissen nun auch zu sagen, wo eine normale Organisation ist oder nicht? — und wären wir auch bereits so weit, kennen wir dann auch die Natur des Seelenlebens? — wäre uns dadurch das Wesen der Seele klar geworden? — kennen wir dann die Seele als ein Resultat des Spiels der Organe, des Gehirns oder als Gehirn selbst?“ — Nein! nur der vollendetste Irrthum könnte solchen Schluss formiren; wir wissen weiter nichts, als dass eine normale Organisation nöthig ist, soll ein Leben da seyn, das in geistiger und leiblicher Beziehung normal ist; wir wissen durch jenes Wissen, wie uns Aerzten noch ein weites Feld der Forschung geblieben ist, ehe wir erst einmal in dem individuellen Falle über die Normalität einer Organisation zu urtheilen fähig sind, und wenn wir hier Etwas gewonnen haben, so ist es die

Ueberzeugung, dass wir am Krankenbette nur dann nützen können, wenn wir ein Heilobject suchen und finden, das innerhalb der Organisation liegt und materiell ist; während wir weiter einsehn, dass die Seele von uns ihrem Wesen nach nicht erkannt ist und von uns, da wir mit unseren groben Sinnen in die Organenwelt gebannt sind, auch nie auf dem Wege einer wissenschaftlichen Forschung wird erkannt werden, daher hier jedes Unternehmen rein umsonst ist in dieser Hinsicht. Der weitere Beweis, wie schwierig es ist, die Normalität einer Organisation zu bezeichnen, ist leicht zu geben und er ist um so werthvoller, weil er deutlich zeigt, dass „Seele und Vitalkraft“ nicht identisch sind, und „das Gehirn nicht Seele ist,“ blos deren Organ und weiter nichts; — wir wollen in möglichster Kürze darstellen: „Haben wir eingesehn, dass eine nach Form und Mischung normale Organisation für ein gesundes Leben an Leib und Seele nothwendig ist, so wissen wir auch, und ich habe der Thatsachen hiezu eine Menge in meinen früheren Arbeiten mitgetheilt, dass die ärgsten und bedeutendsten Zerstörungen in den Organen häufig statt finden, ohne dass deshalb Geisteskrankheit eintreten muss, diese selbst dadurch gehoben wird; ja, selbst die bedeutendsten

Zerstörungen und Entartungen des Gehirns finden statt, aber der Mensch bleibt dennoch gescheit, wo wir also einsehen, dass wir eigentlich noch nichts gesagt haben, wenn wir von normaler Organisation sprechen, und wie weit wir noch davon entfernt sind, dieselbe bereits richtig würdigen zu können.“ Wäre der Leib, wie Einer sagt, die verkörperte Seele — oder wäre, wie ein Anderer meint, die Seele nichts weiter, als die thätige Manifestation eines vollkommenen centralen Nervensystems, das vollkommen centrale Nervensystem nur die räumliche Form der Seele, so wäre dann das Gehirn unbedingt verkörperte Seele, und Seele blos allein Manifestation des Gehirns und — es wäre nothwendig, dass Geisteskrankheit stets Folge organischer Entartungen, namentlich des Gehirns, seyn müsste, was aber gar nicht der Fall ist, so dass wir also berechtigt und selbst gezwungen sind, die Seele für existirend als selbständiges Wesen anzuerkennen, denn sie existirt ja bei den ärgsten Entartungen des Gehirns und anderer Organe, selbst aller; sie ist also nicht so roh, so grob und plump an die Organisation gefesselt, als die Lamettristen glauben; sie ist nicht die Organisation selbst, nicht der blos geistige Ausdruck derselben, denn sie existirt ja, wenn auch die

Organisation selbst öft total zerrüttet ist. Können wir also auf dem Wege einer wissenschaftlichen Forschung, auch nie das Wesen der Seele ergründen, so verdanken wir derselben doch die Gewissheit, dass Seele nicht blosser Ausdruck der Materie, nicht verkörperte Materie selbst ist; wir überzeugen uns durch wissenschaftliches Forschen, dass die Seele ausser dem Bereich wissenschaftlicher Forschung liegt und es wahre Thorheit ist, sie in den Bereich irgend einer Wissenschaft hinabziehen zu wollen. Finden wir in den ärztlichen Schriften die Menge von Beobachtungen verzeichnet, nach welchen man die Organe in Brust und Bauch, selbst das Gehirn in den verschiedensten Gegenden desselben, zerstört fand, ohne dass der Kranke deshalb verrückt geworden war, so sehen wir aus solchen Thatsachen deutlich, dass Seele und Gehirn nebst dem ganzen übrigen Leib getrennt sind, denn wäre das Gehirn die verkörperte Seele, wäre überhaupt nur ein „Eins" vorhanden, so müsste vor Allem mit den Hirnzerstörungen stets Geisteskrankheit verbunden seyn, was doch nicht wahr ist. Erstaunt über solche Erfahrungen, haben Einige sich in ihrer Verlegenheit anders zu helfen gewusst, und das that insbesondere *Dr.* Heinroth, mit dem ein wahrhaft thörigter Federstreit geführt worden ist. Indem sie das Crasse und Thörigte einer rohen Somatik fühlten, aber es leider nicht unternahmen oder versuchten, wie sie sollten, ärztlich tiefer einzudringen, bemühten sie sich weiter um keine richtigere Erkenntniss des Verbands zwischen Leib und Seele, sondern nahmen blos eine selbständige Seele an, die sie in der Verrücktheit selbst liessen krank werden und sie also gleich wieder materialisirten, d. h. vernichteten, denn das, was einem Wechsel unterworfen ist von Gesundheit und Krankheit, ist irdisch und also sterblich: „wir sehen, wie Paracelsus, mit Recht, den Aerzten das Phantasiren untersagt hat!" — Betrachten wir nun die oft so herrlichen Schöpfungen, welche wir nur als das Resultat der Seele, der Vernunftoperationen derselben anstaunen können, so ist die Verlegenheit nich tklein, wo wir die Seele, das geistige, das vernünftige Princip in uns, das selbst der Materialist kaum läugnet, eher in den Staub zieht, hinsetzen sollen; indess ich glaube, dass wir hier ohne Sorgen seyn können! — Das Gehirn ist Seelenorgan, ihr Sitz, ihr Werkzeug, durch dessen Hülfe sie in der Organenwelt sich manifestirt, was ich *l. c.* deutlich zeigte, während ich hier *sub* 4. noch ein Näheres beibringen will.

Dass übrigens die Lebenskraft, Reitzbarkeit oder wie man sonst das belebende Princip des Körpers nennen mag, nicht die Seele ist, das versteht sich von selbst, schon deshalb, weil jeder Beweis fehlt. Wenn im Blödsinn, nach Apoplexien, nach Druck und anderen Uebelständen, das Hirnleben für längere oder kürzere Zeit daniederliegt, so schwindet mehr oder minder das Vernunftleben, aber es bleibt das vegetative Leben des Körpers oft durchaus gut und ungestört vorhanden, und wir schliessen hieraus, dass Seele und Lebens- oder Vitalkraft verschieden sind. Wollte man sagen, dass da, wo das Gehirn normal kräftig organisch fungirt, dadurch die Vitalkraft bis zur Höhe der Kraft einer Bildung von Vernunftbegriffen gesteigert würde; da aber, wo die organische Function sehr daniederliegt, das Hirn blos nur die Vegetation noch erhalte, so würde solche Annahme eine leere Hypothese doch nur seyn, welche in der Beobachtung der Existenz der Vernunft bei zerstörten Hirnen und zerstörten anderen Organen, schon die Widerlegung fände. Genug, die Beobachtung hat bewiesen, dass das Gehirn allein Seelenorgan ist; dass die organische Function des Gehirns — Nr. 4. — das letzte Bedingende für das Seelenleben ist; dass wir nicht im Stande sind, Seele mit Lebenskraft zu identificiren; dass ohne eine gute Organisation das Seelenleben nicht normal existiren wird; dass wir noch viel zu forschen haben, ehe wir erst einmal in dem concreten Fall über eine gute Organisation zu urtheilen vermögen. Und was folgt nun hieraus? — ich glaube dieses: „wir kennen die Seele nicht, ihrem Wesen nach; wir werden sie nie kennen lernen auf dem Wege der wissenschaftlichen Forschung und müssen wir nun eingestehn, dass ein Vernunftprincip, eine Seele, in uns weilt, indem sie sich, dabei unsichtbar für immer, so deutlich ausspricht, so glauben wir ihre Existenz, denn solcher Glaube beruht auf Vernunftgründen, und ist nun Vernunft-Religion und letztere — Vernunft, so schreitet der ächt Gebildete da, wo es mit der Forschung ein Ende hat, gern über in das Gebiet der Religion und er überlässt „die Zweifel den Narrenschädeln,“ wie Schiller so richtig die Sache bezeichnet hat.“

Ist es nun gewiss, dass die Organisation bedeutend und wichtig ist, aber auch, dass wir eine Identität der Seele mit der Materie nicht nachweisen können, so wollen wir jetzt nachsehen, in wie weit la Mettrie Richtiges gesagt hat, indem er „den Unterricht das zweite Verdienst nennt.“

Werfen wir den Blick auf den Culturzustand der verschiedenen Nationen, ja nur auf die Bewohner eines und desselben Landes, so bemerken wir recht bald, wo der Unterricht gegeben wird und wo er fehlt; wir sehen dort mit Vergnügen selbst in den unteren Klassen einen gewissen Grad von Ausbildung, während uns hier die Rohheit der Uncultur und Dummheit allenthalben abstösst. Ist der Unterricht ein guter, so ist er namentlich in den jüngeren Jahren ein beschränkter, nicht über viele Fächer hinschweifend und nicht anstrengend, denn sonst leidet die Vegetation. Der gute Unterricht bezweckt es, die in dem Menschen liegende Anlage herauszubilden, nachdem sie erkannt ist; kein Unterricht kann in den Menschen etwas hineinbilden, blos das Talent entwickeln, was vorhanden ist, und vergisst man das, will man durch Unterricht das Beliebige aus jedem hervorbilden, so treibt man ein blosses Dressiren des Gehirns, macht Papageien oder gar, der Unterrichtete wird ein leidender, kränklicher Mensch, denn Hirn und Nerven erliegen den unvermeidlichen Aufregungen und steten Reitzungen. Uebrigens sind solche missliche Folgen nur selten allenthalben da, wo ich beobachtet habe, und es sind mir nur einzelne Fälle bekannt, dass Menschen mehr oder minder verrückt wurden, die ohne Anlage, fast mit Gewalt, den Gipfel der Wissenschaft erklimmen wollten, und deren Hirn sich als offenbar leidend geworden zeigte. Bildet ein guter Unterricht nur das in dem Menschen liegende heraus, bildet er somit gleichsam eine Fahrstrasse im Gehirn, auf welche der Inhaber derselben später jede Wissenschaft fahren kann, daher der zum *Doctor medicinae* zugestutzte Schiller, später Deutschland's erster Dichter für immer ward, so bildet der gute Unterricht den Menschen auch zum vernünftigen, religiösen, moralischen Wesen, was der bloss dressirte Kopf nimmer wird, denn der gute Unterricht lässt den Menschen ja, wie er ist, entzweit ihn nicht durch Fremdes mit sich selbst, und indem er ihn mehr mit sich in Harmonie bleiben lässt, wird der also Gebildete diese Wahrheit in das spätere Leben übertragen und im Geiste der Wahrheit thätig in die Aussenwelt hinauswirken, während der blos Dressirte, mit ihm Fremdem Ausstaffirte, nie wahrhaft, nie treu mit Andern, blosser Egoist ist und bleibt. Wie der gute Unterricht werthvoll in das Leben greift, haben Thatsachen bewiesen, und ein Schriftsteller, dessen Name mir nicht zur Hand ist, hat gezeigt, dass die Zahl der Verbrechen mit dem guten Unterricht mindert, daher der Lehrstand gewiss ein herrlicher ist, je mehr er der Vollkommenheit zustrebt.

Man sieht, dass ich gewiss den Werth des guten Unterrichts nicht zu gering anschlage, aber nun fragt es sich: „bildet der Unterricht die Seele erst zu einer menschlichen aus? — wären wir so gut wie seelenlos ohne Unterricht?“ — Ich gestand ein, wie wichtig die Organisation ist, aber habe nachgewiesen, dass wir nicht fähig sind, den Beweis zu führen, dass die Seele ein blosses Resultat der Organition ist; und wie hier, so mit dem Unterricht! — Der Unterricht, der gute nämlich, der, wir hörten das so eben, der bildet nichts in den Menschen hinein, der will nicht dressiren, keine Papageien machen, nein! das will er nicht, er bildet nur das heraus, was in dem Menschen ist, er macht keine Talente, weil das nicht möglich, er cultivirt nur die, welche in dem Menschen liegen. Und also: „der Unterricht gibt uns nichts, er hilft also auch keine Seelen machen, er lässt uns wie wir sind und gibt also blos den Talenten, die uns angeboren sind, eine gute Richtung; der gute Unterricht wird die, welche kein Talent für ein höheres Wissen haben, aus der gelehrten Laufbahn verweisen in eine andere, wo mechanische Talente mehreren Werth haben und nur der schlechte Unterricht ist thörigt genug, einen guten Bauer oder guten Handwerker der Welt zu rauben, um einen Unqualificirten in die Republik der Gelehrten einzuschwärzen.“ Die Materialisten, die blos die Breite bearbeiten, weil die Tiefe ihnen zu unbequem ist, haben Unterricht und Unterricht nicht gehörig gesondert und indem sie von Organisation sprachen, das Wesen derselben nicht zu ergründen gestrebt; so in Irrthum befangen, demonstrirten sie eine Seele aus materiellen Stoffen und ABC-Büchern und — scheint es mithin fast eine Thorheit zu seyn, gegen dergleichen schreiben zu wollen, so ist die Sache doch ernster, indem sie Glauben fand und der taugt nicht, weil er demoralisirend einwirkt. Alle und jede reelle Lehre, alle und jede Wahrheit ist ein Resultat von Vernunftoperationen, die aus dem Menschen herauskamen, nicht in ihn hineingetrichtert sind und sie finden wieder nur da Anklang, wo die geistige Anlage dafür da ist — fehlt die, wird das Reelle verschmäht! — und kann man hier das Daseyn der vernünftigen Seele verkennen? — Völker, wo alle Cultur fehlt, geben uns im Einzelnen und selbst in den grossen Massen oft Beispiele von Tugenden, die uns in Erstaunen setzen, das sich aber mindert, wenn wir bedenken, dass sie gleichfalls vernünftig begabt sind, und wir bedauern es, dass ein guter Unterricht solche Tugend nicht zu einer allgemeineren Entwickelung bringen kann, weil er fehlt. Genug, soviel steht fest: „Organisation und Unterricht sind werthvoll, aber sie machen durchaus keine vernünftigen Seelen."

Zu Nr. 2.

Wenn la Mettrie behauptet, dass die Welt nur dann glücklich, friedlich leben würde, ohne Religionskriege, wenn Atheismus der Glaube Aller wäre, so begegnen wir hier Ansichten, welche unter verschiedenen Masquen immer wieder von Neuem aufgeweckt wurden, und die, indem sie zugleich die Existenz einer vernünftigen Seele verwerfen, Rechte aussprechen, die man Rechte des Fleisches genannt hat und die denn doch zu unaussprechlich unsinnig sind. La Mettrie und alle Materialisten haben gar keine Begriffe von Religion; wie verderbt ihre Zeit und ihre Umgebung mogte gewesen seyn; mogten sie selbst Zeugen der Thaten eines Philipp, eines Alba, einer Catharina von Medicis — gewesen seyn; waren deren Thaten, so die Blutnacht, denn Resultate der Religion? Der Religion das Infame aufzubürden, ist mehr als schändlich, denn die Religion gebietet nicht Hass, nur Liebe, sie ruht auf der Lehre der Liebe allein, die sich selbst über unsere Feinde erstrecken soll, und jene und andere blutige Menschen waren Rasende. Nur Unwissenheit oder Bosheit können das, was blos das Resultat der scheuslichsten moralischen Verderbniss Einzelner ist, einer Religion zuschreiben, welche sie nicht kennen. Die Religion ist in keiner feindlichen Opposition mit der Natur — doch, ich muss hier abbrechen, denn tadelte ich das Eingreifen der Theologen in die Psychiatrie, so muss ich die Rechte jener auch möglichst streng achten. Unkunde in der Kenntniss des kranken und gesunden Menschenleibs; Unbekanntschaft mit der Religion der Liebe — nicht unterrichtet, blos dressirt, wir sehen das, verschmäht der Materialist die Wahrheit, aber wir verzeihen ihm seine Sünden, da er blos unwissend ist! — übrigens sieht man, dass Pinel nur zu sehr Recht hat, wenn er falsche psychiatrische Grundsätze als so sehr nachtheilige, durch ihre Beziehung auf die moralische Welt, bezeichnet.

Zu Nr. 3.

Die Ansichten, welche der Materialismus hier ausspricht, sind die gangbarsten, die beliebtesten und nicht wenig als wahr angenommene, so dass wir eine möglichst genaue, auf Thatsachen beruhende, Widerlegung hier geben müssen, und zuvor im Allgemeinen nur bemerken, dass die Behauptungen der Materialisten entweder hier gradezu unwahre sind und zum Theil überspannte. —

„Weil, sagt der Materialist, das Denken sich mit der Entwicklung der Organisation entwickelt, warum soll die Materie nicht auch zu Selbstanklagen befähigt seyn, indem doch eben diese Materie ja im Verlauf ihrer Entwicklung zu der Fähigkeit des Denkens ermächtigt wurde; alle Facultäten der Seele dependiren so durchaus von der individuellen Organisation des Gehirns und des ganzen Körpers, dass sie sichtlich nichts sind, als diese Organisation selbst.“ — Wenn man solche Behauptungen liest, wenn man ohne den Besitz der nöthigen Kenntnisse ist, so möchte man das Gesagte gleich glauben! — aber, wie abgeschmackt, wie impertinent erscheinen dem solche Ideen, der mit thatsächlichen Beweisen das will belegt wissen, was er glauben soll! — Beweise aber sind nicht gegeben, weil sie absolut fehlen. Weil sich mit der Entwicklung des Körpers die Fähigkeit des Denkens entwickelt, deshalb also soll die Materie denken und in Selbstanklagen über

Gut und Bös urtheilen können? — Dieser Schluss ist unsinnig: „allerdings wächst und entwickelt sich nach und nach der Menschenleib, erreicht eine Höhe der leiblichen Ausbildung, erscheint jetzt als am besten geistig begabt, lebt eine Weile in dieser Blüthenzeit, nimmt dann ab, geistig und leiblich, und die Individualität wird im Tode aufgelöst.“ Dass diese Ordnung in der Natur ist, das ist gewiss; gesetzt nun, sie wäre nicht, und der Mensch träte gleich vollendet in das Leben, erschiene gleich in der höchsten Entwicklung leiblicher und geistiger Potenz, würde da der Materialismus nicht mit gleichem Rechte sagen können, dass die Seele gleich eben so fix und fertig mit der Materie, mit der sogenannten räumlichen Form des Geistigen, fabricirt oder gegeben sey, wie derselbe sie jetzt in oder lieber mit der Materie wachsen lässt? — Haben wir oben gesehen, dass bei den bedeutendsten Entartungen im Gehirn und in anderen Organen, das Seelenleben nicht vernichtet wird, nicht gleich entschwindet, so sehen wir auch, dass in dem Gang der Entwicklung kein Grund zu der Annahme liegt, als wären wir blosse Maschinen. Und ist es denn endlich auch so ganz wahr, dass das Denken mit der Organisation sich so bestimmt und genau entwickelt? — ganz nicht, durchaus so ganz nicht, denn unter allen Organen ist das Gehirn am ersten entwickelt und dasselbe hat bereits früh seine Ausbildung erreicht, lange bevor dies mit dem übrigen Körper der Fall ist, und so sehen wir, dass in der Zeit der vollendeten leiblichen Entwicklung, sich der übrige Organismus zum Gehirn erst in das normale Gleichgewicht setzt; wir sehen also, dass es der Wille war, den Sitz der Seele, das Seelenorgan, das Gehirn — nicht den Wechselfällen einer langsamen Entfaltung in der Art Preis zu geben, wie es mit anderen Organen der Fall ist. Sind kluge, dazu leiblich ganz gesunde, Kinder so selten? — durchaus nicht, und es ist selbst gewiss, dass die Klugheit des Erwachsenen sich von der eines Kindes oft nur durch die Summe der Erfahrungen unterscheidet, während dem Kinde eine grössere Lebhaftigkeit der Sensationen eigen ist, eine Lebhaftigkeit des Geistes, die, geht sie in das spätere Leben über, den Erwachsenen als einen halb Wahnsinnigen, immer als einen Aufgeregten erscheinen lässt und der nicht selten durch Gutmüthigkeit ein Narr für Andere wird; — und, nun frage ich, will man stets noch so allgemein behaupten, dass die Seele sich genau mit dem Körper entwickle? — es ist nicht wahr, das gesunde Kind ist geistig vollendet, aber ohne Welt-

und Schulpolitur, daher auch um so liebenswürdiger und wir wenden uns von dem Kinde nicht, wie von dem eitelen Gelehrten, der in Hochmuth verfallen, den schlichten Menschenverstand in Unsinn wandelte, nicht indem sein Geist mit dem Körper wuchs, sondern weil er ersteren mit Thorheit umnebelte! — Ist es ausgemacht, dass wir der Materie die Kraft des Denkens nicht zutheilen können, so fehlt ihr auch die Befähigung zur Selbstanklage, es fehlt ihr das Gewissen. Unsere vernünftige Seele, die nicht Materie, nicht Gehirn, nicht Vitalkraft ist, sondern das in uns wohnende Vernunft-Princip, welches keinem Wechsel unterliegt; unsere Seele hat das Vermögen des Urtheils über Gutes und Böses. — Wendet sie dieses Vermögen auf sich an, erkennt sie ihr Thun für böse, so gehorcht die Vernunft diesem Selbsturtheil: „der Mensch erleidet Gewissensbisse und in ihren Folgen die Reue, und so ist Gewissen nur eine Operation der vernünftigen Seele.“ Die Materialisten haben, theils aus Unkunde und theils aus Gelehrsamkeit, indem sie mit Plato den Kopf — denken, die Brust — empfinden und den Bauch — wollen liessen, das Gewissen in uns mit einem leidend und krank gewordenen Gemeingefühl verwechselt und indem sie ein krankes und gesteigertes Gemeingefühl für Gewissen eebnso erklärten, wie sie die Seele mit der Materie und der Lebenskraft identificirten, hielten sie ihren Sieg für vollständig. — Wenn aus irgend einer Ursache das Gemeingefühl des Körpers lebhaft erwacht, was namentlich und zumeist im Unterleib statt findet, so wird das Gefühl in solchen Theilen oft bedeutend stark, während hier in gesundem Zustande kaum Sensationen statt finden. — Solche Gefühle im Unterleib steigern sich häufig bis zu den Gefühlen heftigster Angst; diese Angst ist ein Attribut der melancholischen Zustände, in welchen das Bauch-Ganglien- und Nervensystem-Leben sehr hoch sich steigert, während das Gehirn leidend wird, indem es in Unthätigkeit versinkt. — Vermag nun der Melancholiker nicht mehr scharf, nicht mehr richtig und genau zu denken; verliert er somit das Urtheil über seinen Zustand, so bezieht er meist und gerne seine doch nur blos körperlichen Angstgefühle auf Sünden, die oft nicht begangen sind, und so formirt sich das falsche Gewissen, das wir denn doch wahrlich nicht mit den oben bezeichneten Vernunftoperationen der Seele verwechseln dürfen, um dann sagen zu wollen — „die Materie von Brust, Bauch sammt Extremitäten, leide an Remords.“ — Angstgefühle können auch bei Lungen- und Herzfehlern, bei Stockungen in der Circulation, bei localer Plethora, bei Magenübeln und aus vielen anderen Ursachen sich einfinden —; wir wollen uns aber hüten, das als Gewissen zu betrachten, was körperliche Krankheit ist.

Und wäre es nach dem Gesagten noch wohl nöthig, die Behauptung, dass „alle Facultäten der Seele so sehr von der individuellen Organisation des ganzen Körpers, und des Gehirns dependiren, dass sie die Organisation selbst sind“ — widerlegen zu müssen? — nein, denn das ist schon geschehn, aber wir bemerken noch, um recht vollständig zu seyn, dieses: „es besteht das Seelenleben bei oft bedeutend zerstörten Gehirnen, und anderen zerrütteten Organen,“ was ich *l. c.* bezeichnete, und also sind die Facultäten der Seele nicht blos die Organisation, eine Behauptung übrigens, die im Grunde eine recht unsinnige ist, z. B.: „wäre die Iliade denn Homer's Gehirn? — oder Homer's Organisation?“ — sie ist ein geistiges Product seiner Seele und dass dieses nicht das Gehirn ist, das wird nun wohl Jeder einsehen; es kann in einem Menschen das Gehirn zerstört werden in einzelnen Partien, seine Sinnorgane können leidend werden: er wird blind, taub; er kann eines oder mehrere seiner Glieder verlieren; es können die Lungen, die Leber u. s. w. vereitern und — Patient bleibt gescheit! — solche Thatsachen zeigen deutlich, dass die Facultäten der Seele nicht die Organisation selbst sind. — Man sollte fast annehmen, als wären die Materialisten eine Sorte von Menschen, die sich darüber ärgern, dass die Seele an den Leib gefesselt ist und dass sie sich desselben bedient! — es scheint, als ob sie für den Menschen eine höhere Stelle in der Reihe der Wesen wünschen und zürnen, weil sie versagt ist: „mögen sie aber immer Geduld haben, denn das Bessere wird dem zu Theil, der dessen würdig ist!“ —

Was der Herr von la Mettrie ferner *sub* Nr. 3. über mögliche Aenderungen in der Körperformation sagt, dürfen wir nach dem Gesagten ausser Acht lassen, bemerken jedoch, dass manche Thiere in ihrer Körperbildung der menschlichen Organisation ziemlich nahe kommen, aber trotz dem, doch nicht vernünftig sind, und die Möglichkeit, durch Zufügung einiger Springfedern zu solchen Thierorganisationen, diese dadurch vernünftig und fähig für Remords oder Gewissen zu machen, lassen wir unbeachtet, denn hier weilt auch gar zu grosse Thorheit.

Zu Nr. 4.

Die hier ausgesprochenen Behauptungen sind zwar zum Theil in dem Früheren schon bezeichnet, aber wir mussten sie wiederholen, indem die Impertinenz der Sprache und die Schonungslosigkeit des Ausdrucks, gar zu merkwürdig sind und wohl ist es sicher, dass eben eine solche Dreistigkeit nicht wenig Den imponirt, der entweder die Sache nicht beurtheilen kann, oder zu gemächlich ist, sich mit den Gegengründen selbst befassen zu wollen. —

„Die Seele, ruft la Mettrie — das Wort Seele ist nichts, als ein hohler Klang, ein leeres Wort, von dem man keinen Begriff hat, und dessen der fähige Kopf sich nur bedienen soll, um den in uns denkenden Körpertheil zu bezeichnen. Man nehme nur ein unbedeutendes Prinzip der Bewegung an und die beseelten Körper werden Alles, was nöthig ist, besitzen, um sich bewegen zu können, zu empfinden, zu denken, Reue zu fühlen und um sich, es kurz zu sagen, in der physischen und moralischen Welt zurecht zu finden. Und so ist denn „Seele“ weiter nichts, als ein „Princip der Bewegung“; der Leib aber ist nichts weiter, als eine Uhr, und der neue Chylus ist der Uhrmacher.“

Wer mit der hier bezüglichen Literatur vertraut ist, der ist überzeugt, dass der von la Mettrie gegebene Rath: „der fähige Kopf solle sich des Worts „Seele“ nur bedienen, um den in uns denkenden Körpertheil zu bezeichnen,“ hinreichend benutzt ist. Ob nun aber die Köpfe, welche den gegebenen Rath benutzten, auch fähige sind; ich bezweifle das, denn mir scheint es, als ob solche Fähigkeit mit einem derben *minus* an gesundem Menschenverstand eigentlich identisch ist. Setzen wir einmal die Möglichkeit fest, dass die Seele nicht existire, eine Lüge wäre oder, mit la Mettrie zu reden, ein hohler Klang, ein leeres Wort; nehmen wir an, es wäre so, dann frage ich einfach: „wo ist der Beweis?“ — Wer das bereits Gesagte durcharbeitet hat, muss eingestehen, dass wir weder auf dem Wege der Anatomie, noch auf dem der physiologischen Forschung beweisen können, dass eine Seele existirt, aber, und das ist das Beste, auch nicht beweisen können, dass sie nicht existirt. — Nun höre man weiter: „der Materialismus nennt die Seele eine Lüge, eine Unwahrheit und — behauptet gleich, trotz Widerspruch! es sey die Seele der in uns denkende Körpertheil und so sehen wir, dass die Seele keine Lüge ist, im Gegentheil existirt, aber als Hirn oder denkender Körpertheil." Ist das nicht Unsinn? — ganz gewiss, wenn wir nur an die Thatsache denken, welche uns sagt, wie das Seelenleben bei zerstörten Organen so oft noch besteht, und kannte der Materialist solche Erfahrungen nicht, so hat er in seiner Unwissenheit weiter nichts gethan, als dass er die Seele fälschlich oder böswillig für Materie hielt, er irrte also blos und hat ohne es zu wissen, die Seele anerkannt, während er sie aus Afterweisheit zu läugnen glaubte. Und gewiss, der Materialismus, der Unsinn, nimmt unser Mitleiden und Bedauern immer in Anspruch; er ist gezwungen, aus den Vernunftäusserungen der Seele, ihre selbständige Existenz anzuerkennen und nennt sie aus Thorheit eine Lüge und wieder existirend als ein denkender Körpertheil, was nun nicht wahr ist und seyn kann! —

Der Rath, dass man ein Princip der Bewegung annehmen solle, um das Seelenleben und das Körperleben überhaupt, dadurch erklären zu können, ist unverständlich. Ein Princip der Bewegung, also die Ursache derselben, sollen wir annehmen! — soll nun diese Ursache, welche die Materie bewegt, eine geistige seyn? — hätten wir dann nicht wieder zwei Materien, nämlich den wirklich materiellen Stoff und ein geistiges Princip? — oder gesetzt, es existire blos die Materie, als ein Eins mit dem geistigen Princip, dann wäre das Princip der Bewegung jenes Eins wieder selbst, also das Princip der Bewegung wäre das Princip der Bewegung selbst! — Wahrlich, der Unsinn ist grenzenlos und es ist einleuchtend, dass Materialismus und Unsinn absolut identische Begriffe sind.

Indem wir zeigten, wie dieser Vorschlag zur Annahme eines Princips der Bewegung reiner Unsinn ist und also nichts ungescheiter seyn kann, als die Seele ein Princip der Bewegung nennen, ist es uns nicht unwahrscheinlich, dass la Mettrie so Etwas von Bewegung gelesen, gehört hat, aber schlecht und falsch, denn wenn das nicht wäre, so würde er von den „Bewegungen" anders und besser gesprochen haben. Ich muss hier an das erinnern, was ich in meiner Pathologie und Therapie gesagt habe, will hier aber ganz kurz nur das Nöthige anführen: „die Organe unseres Körpers befinden sich mehr oder minder in Bewegung, wo wir theils ein Zittern ihrer Gewebe und selbst räumliche Bewegungen beobachten, in welchen wir dauernde Lebensactionen erkennen müssen. So befindet sich das Gehirn gleichfalls von der Geburt an bis zum Tode in Bewegungen, die räumlich sind und wenn bereits Galen von diesen Hirnbewegungen spricht und sie eine dauernde Lebensthätigkeit nennt, so hat man diese Hirnpulse zwar nie ganz in den spätern Zeiten vergessen, aber nur die Physiologen sprechen meist davon, während die Aerzte den practischen Werth dieser Hirnpulsationen kaum, fast nie, beachtet haben, wie *l. c.* zu sehen ist. Diese Hirnbewegungen sind nun kein materialistisches Princip der Bewegung, sind nicht Seele, nicht Hirn oder das Eins von Materie und Geist selbst, denn wie kann eine räumliche Bewegung sich selbst seyn? — wie kann sie etwas Unsinniges seyn? — diese Hirnpulse sind da, sind etwas Secundaires, eine Folge oder Wirkung einer Ursache und die Ursachen dieser Bewegungen des Gehirns liegen in der Blutcirculation, so dass sie durch den mechanischen Impuls des Herzens und der Kopfarterien bedingt werden.“ Ich habe *l. c.* nachgewiesen, dass nach Maassgabe, wie Hindernisse diese Bewegungen mehr oder minder hemmen, die Denkkraft sich gleichfalls mindert und der Ausdruck des Seelenlebens schwindet, so dass da, wo Ursachen die Hirnpulse in den höhern Graden hemmen, z. B. Wasserergiessungen, Druck von Blutextravasaten u. s. w. auch das Seelenleben mehr oder weniger erloschen erscheint. Ich habe *l. c.* gezeigt, dass eine Normalität der Hirnpulse muss vorhanden seyn und geschlossen, dass eine normale organische Hirnthätigkeit mit einem gesunden, und eine anomale organische Hirnthätigkeit mit einem kranken Seelenleben verbunden sind, wo im letztern Fall bei Dauer des Zustandes und einiger Stärke, endlich auch das leibliche Leben zerstört wird und Tod folgt, so dass wir sehen, wie die Oberherrschaft der Seele über den Leib selbst für das leibliche Leben nöthig ist und auch, dass Seele nicht Materie ist, nicht Vital- oder Lebens- oder Vegetations-Kraft. Indem wir die hohe Bedeutung der Hirnpulse, dieser durch mechanische Ursachen erfolgten Hirnbewegungen als werthvoll darstellten, haben wir dadurch blos die letzten organischen Bedingungen, unter deren Einfluss das Seelenleben statt findet, nachgewiesen und somit in der psychiatrischen Praxis für die ärztliche Thätigkeit ein Heilobject gewonnen da, wo wir mit materiellen Heilmitteln nämlich einwirken müssen; aber, wenn wir die letzten bedingenden organischen Ursachen des Seelenlebens in den Hirnpulsen andeuteten, so haben wir damit nichts gethan, wodurch wir die Kunde von dem Wesen der vernünftigen Seele gefördert hätten, denn solche Idee ist uns fremd und muss es seyn, denn wo sie weilte, da ist die Tollheit. Unsere Lehre von der Bedeutung der organischen Hirnthätigkeit, hat also keine Gemeinschaft mit dem materialistischen Princip der Bewegung, das übrigens, wie wir gesehen haben, gar nichts ist.

Die Psychologie muss ihre Entwicklung durch die Cultur der ärztlichen Psychologie, d. h. der Psychiatrie — erwarten und endlich aufhören, eine blos speculative zu seyn, aber die Psychologie wird so lange ein Phantasiestück *plus minus* bleiben, als sie die Meinung hält, der zu Folge sie die Seele ohne den Leib betrachtet und jene mit dem Messer der Phantasie secirt, während sie den Leib nicht kennt, nicht im kranken, nicht im gesunden Zustande! — schön ist es, dass man den Mangel an Realität hier anfängt wieder zu begreifen, während unter den älteren Psychologen, manche die Annalen der Arzneikunde oft tüchtig benutzt haben. Der Vorwurf, dass die Bemühungen der Aerzte von Stahl an bis tiefer abwärts der schwierigen Lehre von den Geisteskrankheiten nicht um einen Schritt weiter geholfen haben, so dass auch die Psychologie stehen blieb, ist von Dr. Oegg in seiner Schrift: „die Behandlung der Irren," Sulzbach 1829, S. 166.

ausgesprochen, und indem ich nichts wider jene Behauptung einwende, hoffen wir, dass Dr. Oegg sich durch die ernsten Bemühungen späterer Aerzte, zu einem günstigern Urtheil wird ermächtigt fühlen und gewiss werden die Aerzte immer Besseres leisten, wenn sie einsehen, dass Materialismus nur Unsinn ist. Die benannte Schrift des Dr. Oegg enthält viel des Werthvollen und ihr Studium wird Keinem gereuen; wir kommen auf dieselbe noch einmal zurück. — Was la Mettrie's Behauptung betrifft, dass der Leib eine Uhr sey und der neue Chylus ihr Uhrmacher — darüber nach Verdienst, das Lob im Folgenden!

Zu Nr. 5.

„Der Menschenleib, meint la Mettrie, sey eine grosse, mit vieler Kunst und Geschicklichkeit gebaute Uhr, in welcher ein Secundenrad könne stille stehen und das Minutenrad fortlaufen; kurz, es bleiben hier Räder in Bewegung, während andere von Rost zerfressen oder aus anderen Ursachen gehemmt, stille stehen; und — damit nichts fehle, so ist dieser Uhr auch ein Uhrmacher zugegeben und dieser Uhrmacher ist der „neue Chylus." — Der hier gegebene Vergleich ist nicht allein ein unpassender, sondern selbst ein unwahrer, indem unser Leib nicht aus Räderwerk besteht, das durch Gewicht in Thätigkeit gesetzt wird; vielmehr ist unsere Organisation eine so individuelle, dass mit ihr keine Maschine aus Künstlers Hand kann verglichen werden, indem jeder, der das Triebwerk von Maschinen sah und auch ein Anatom ist, gestehen muss, dass der Menschenleib ob der Einfachheit seines Baues und ob der so vielen und wichtigen Aeusserungen, die er ausspricht, höchste Bewunderung verdient und wir ihn schlecht mit dem Prädicat „Maschine“ betitelt haben; sind Maschinen blos doch nur Werkzeuge von Menschenhand und wie unvollkommen sind diese alle gegen den Menschenleib! — Abgesehen von dem wunderlichen Gleichniss mit stille stehenden und fortlaufenden Rädern; abgesehen davon, dass es thörigt ist, den neuen Chylus einen Uhrmacher zu nennen, so bewundern wir allerdings die Kraft der Selbsthülfe des Organismus, die *vis medicatrix naturae,* aber haben auch gesehen, dass durch ihre Existenz gewiss kein Materialismus erwiesen wird und wenn Niemand mehr, als der so eben von der Welt abgetretene C. W. Hufeland, jene Kraft ehrte, so hat dieser Trefflichste der Aerzte keinem Materialismus gehuldigt und huldigen können. Eben diese Heilkraft der Natur deutet darauf hin, wie unser Leib unter Leitung einer vernünftigen Seele steht, und diese Heilkraft schwindet, wenn das Seelenleben dauernd und stark verletzt ist.

Zu Nr. 6.

„Unter zweien Aerzten, sagt la Mettrie, verdient derjenige am meisten unser Zutrauen, der die genaueste Wissenschaft des Mechanismus und des Physischen unseres Körpers besitzt, und der die Seele sammt allen beunruhigenden Forschungen über dieselbe, als eine Chimaire — den Narren und Schaafsköpfen überlässt."

Der Materialismus, indem er das Körperleben nicht von dem Seelenleben trennt und nur eine Vitalkraft statuirt, die mit der Materie wieder eins und dasselbe ist, thut allerdings Etwas, das er nicht bewiesen hat; er setzt sich über die im Gebiete der Natur forschende Wissenschaft und indem er die Grenze übersieht, bis an welche unsere Forschung reicht, decretirt er und ist also unsinnig genug, dass wir ihm die Thorheit verzeihen müssen, wenn er der Wissenschaft zum Hohn, die vernünftige Seele eine Chimaire nennt. Welche übele, verderbliche und traurige Folgen diese tollen Behauptungen indess gehabt haben, und wie nöthig es ist, diese durch wissenschaftliche Darlegung des Bessern unschädlich zu machen, wollen wir näher *sub* Nr. 9. nachweisen, wo sich die Folgen solcher Grundsätze am gröbsten darstellen.

Nehmen wir zwei Aerzte an, von welchen der Eine den Mechanismus und das Physische des Körpers überhaupt, sich zu eigen machte, aber die Seele nicht glaubt; der Andere aber um eine Kunde des Körpers sich kaum bemühte und blos mit dem Seeleben sich befassen wollte, so werden wir allerdings dem Letzteren nicht den Vorzug geben, aber auch gewiss den Ersten nimmer für gut halten. Und können Beide wohl gute Aerzte seyn? — durchaus nicht, denn die Theorie Beider taugt nichts und bei einer schlechten Theorie ist immer eine schlechte Praxis; höchstens wird der Erstere ein roher Empiriker seyn und der Zweite ein Phantast; der Erste, indem er keine vernünftige Seele kennt und den Leib eine Maschine nennt, hat es mit einem *caput mortuum* zu thun, das er danach tractiren wird und der Zweite, der Phantast, hält Etwas fest, das er Seele nennt, aber offenbar verkennt und so ist es unläugbar: „nur der ist ein guter Arzt, der den Menschenleib als Organismus genau zu ergründen strebt, aber die in ihr wohnende Vernunft als das Resultat der Seele betrachtet, und diese nicht mit der den Organismus belebenden Vitalkraft verwechselt, und diese seine Ansichten entspringen aus der auf wissenschaftlichem Wege entsprungenen Forschung, die ihm sagte, dass Materie und die sie belebende Vitalkraft nicht zugleich Seele sind und seyn können."

Ein Arzt, der sich blos um die Seele bekümmern und den Leib nicht beachten wollte und der uns in Krankheiten mit „Gebete,“ „Händeauflegen“, „Exorcismus“, „Amulete“, „Magnetismus“ und vielen anderen Sachen dieser Art, behandeln wollte; durch Wunder, wie z. B. durch unnennbar kleine Arzneigaben u. s. w. — der wäre entweder ein Betrüger oder ein Narr, immer aber ein schädlicher Mensch und ein unwissender, denn wie kann man sich mit der Seele befassen wollen, ohne den Leib zu achten? — ist einmal unser besser Theil nur in Verbindung mit dem Leibe vorhanden, so ist es Unsinn und Verderben, den Leib übersehen zu wollen. Ein Arzt dagegen, der den Menschenleib für eine blos belebte Maschine hält, kennt keine psychische Behandlung, er kennt nur Arzneien und wird mit seinen materiellen Mitteln auf die Materie einstürmen, bis die Form in Stücke fällt, wo dann Sectionen dem Publikum die Todesursache berichten: „der Arzt, der diese durch rohe Behandlung oft machte, ist gerechtfertigt und seine Einnahmen steigen, was ihm Alles ist, denn sein Handwerk, etwas Besseres treibt er nicht, soll nichts liefern als Geld.“

Ein guter Arzt endlich, der durch seine Wissenschaft belehrt, in dem Menschen neben dem irdisch-materiellen Wesen, das Vernunft-Princip erkennt und es ehrt, der versäumt auch kein materielles Heilmittel, den Leib zu genesen, aber er wird, wie Pinel, Grant und namentlich wie Hufeland es wollen, nicht störend eingreifen, wo die Heilkraft der Natur selbst zu wirken vermag, denn keine Kunst, er weiss es, kann jene ersetzen. Dieser Arzt kennt den Einfluss, welchen organische Leidenszustände auf das Seelenleben ausüben, und er sucht letztere zu heben, damit der Geist frei und heiter sey; er weiss es, wie geistige Missstimmungen, wie Sorgen, Kummer, Leiden aller Art früher oder später den Organismus zerrütten und kurz, dieser Arzt, nur allein der zutrauenswerthe, wird Krankheiten in der That heilen, indem er Leib und Seele beachtet, ihre Beziehungen kennt und das also zugleich auffasst, was ihm verbunden entgegentritt. Welche Nothwendigkeit vorliegt, die Seelenleiden z. B. Kummer,

Verdruss u. s. w. zu beachten, da sie nach und nach den Leib zerrütten, das habe ich *l. c.* hinreichend nachgewiesen und erinnere hier noch einmal, dass ein berühmter Wundarzt, der Dr. Larrey, den la Mettrie leider nicht hat studiren können, in seiner „Chirurgischen Klinik“ B. I. S. 145 und folgende, so schön als wahr den Einfluss von Seelenleiden auf den Organismus, in seiner Darstellung der Nostalgie, bewiesen hat; habe ich mehr als einmal Larrey's Darstellung in meinen früheren Schriften beachtet, so muss ich dem Wunsche, auch hier jene treffliche Schilderung zu geben, widerstehen und auf *l. c.* hinweisen, wo Jeder sich überzeugen muss, dass nur in der Hand jenes Arztes die Arzneikunde ein Seegen wird, der hinreichend vernunftbegabt ist, in sich und Anderen, Wesen zu erkennen, die mit einer vernünftigen Seele begabt sind. Der roh somatische Arzt des la Mettrie, und der sogenannte Spiritualist oder besser Phantast, das sind Aerzte, die wir fürchten müssen und wer kann es tadeln, wenn einst J. J. Rousseau, als er krank war, die Arzneikunde beschwor, ohne solche Personen ihm zu Hülfe zu kommen! —

Zu Nr. 7.

„Cartesius wird als der Erste bezeichnet,

welcher vollständig bewiesen haben soll, dass die Thiere nur Maschinen sind, und indem derselbe nur zum Schein über zwei Substanzen spricht, täuschte er blos die Geistlichkeit, aber überzeugte alle vernünftigen Leute, dass nur die Materie existire."

Diese ganze Behauptung ist eine falsche: „René des Cartes war, wenn er auch über ärztliche Gegenstände schrieb, z. B. einen *tractatus de passionibus animae*; einen *de homine et formatione foetus etc.* kein Arzt und seine Meinungen über die Natur des Menschen haben also für uns nur den Werth einer Privatansicht, die nicht erwiesen ist und also werthlos bleibt." — Wenn die Theologen der evangelischen Kirche in Holland, überdem eine *Congregatio Cardinalium* und die Theologen allenthalben, über die Ansichten des Cartesius stritten, ihn einen Atheisten nannten u. s. w., so mögen die Ansichten desselben und die, anderer Philosophen bei jenen Kritikern immerhin nur die nöthigen Kritiken finden, während wir ihren Einfluss auf die verschiedenen Zweige der Arzneikunde ablehnen und somit ihre Autorität, da wir blosse Meinungen der Theoretiker nicht benutzen können, und für uns nur die Autorität praktischer Forscher gut ist. Den Cartesius als den bezeichnen wollen, der die Thiere als blosse Maschinen zuerst erklärte, ist durchaus unwahr und ich bemerke, dass bereits der Theologe Augustinus in Cap. 4 von der Erkenntniss des wahrhaften Lebens sagt: „*vita brutorum est spiritus vitalis, constans de aëre et sanguine, animalis sed sensibilis, memoriam habens, intellectu carens, cum carne moriens, in aëre evanescens etc.*" Die, welche den Materialismus allenthalben vertheidigten, haben lange existirt und Homer, Thales, Anaximander u. s. w. lebten lange vor Cartesius. Wer über den Materialismus, und überhaupt über die subtilsten und also wunderlichsten Fragen in Bezug auf das Seelenleben sich unterrichten will, so über den Sitz der Seele, Fortdauer, woher die Seelen kommen, über Thierseelen u. s. w., der kann die verschiedensten Meinungen, die bis in die zweite Hälfte des vorigen Jahrhunderts vorgebracht sind, in „Henning's Geschichte der Seelen der Menschen und Thiere, Halle bei Gebauer 1774" gründlich erörtert finden und ich empfehle dieses alte Buch, das besser ist als ähnliche neuere Darstellungen. Genug, nicht Cartesius nannte zuerst die Thiere blosse Maschinen, das thaten schon Andere und bei Henning *l. c.* S. 452 und folgende, findet man eine hier lesenswerthe Darstellung.

Wenn man in neuerer Zeit über die Thiere ins Blaue schrieb, in blossen Repetitionen und nichts förderte; wenn Andere in früherer und späterer Zeit, die Thiere zu Maschinen machten, so geben Andere ihnen wieder vernünftige Seelen und, frage ich nun, was hat alle das Reden wohl genützt? — nichts, sauber nichts, oder man möchte den Profit der Buchhändler in Anschlag bringen. Einer unserer besten Physiologen, Rudolphi, sagt in seiner Physiologie B. 2. Abtheil. I. S. 243: „wir erkennen die Seele aus ihrem Wirken, allein von ihrer eigentlichen Natur wissen wir nichts: ist uns doch selbst die Natur der Materie fremd.“ Wenn ein Philosoph, Herbart meint, dass einige Erzählungen von gänzlich blödsinnig Geborenen, an blos vegetirende Leiber ohne Seele, denken lassen, so refutirt der Arzt Rudolphi diese fatale Ansicht und missbilligt S. 244 *l. c.* es überhaupt, wenn wir uns um Sachen bekümmern, die nothwendig über unserem Horizont liegen. Wir Aerzte kennen die Materie nicht einmal genau; Nicht-Arzte und After-Aerzte wollen dennoch die Materie denken lassen! — welche Vermessenheit? — So sagt Lavater, in der Uebersetzung des Bonnet, S. 32 in einer Note (bei Henning *l. c.* S. 483.), dass das, was der Allmacht zu erschaffen würdig war, der

Erhaltung nicht könne unwürdig seyn, aber auch nur der seichte Kopf allein finde es lächerlich, ein hässliches Insekt sich unsterblich zu denken — aber nichts sey hässlich im Grunde, was Gott gemacht. Sind ein Schwarm Insekten nicht unwürdig erschaffen, um von Gott einen Tag oder 1000 Minuten erhalten zu seyn, so sind sie auch nicht unwürdig eine Million Minuten erhalten zu werden u. s. w. Berücksichtigt man die Schriften über die Thiere, ja auch die meisten von denen über das Seelenleben des Menschen, so begegnet man den ärgsten Widersprüchen und natürlich, denn hier hat nur zu selten die Forschung, auf Thatsachen gestützt, mit Anerkennung ihrer engen Grenzen etwas geleistet, sondern man begegnet Meinungen, die blos auf Gefühlen beruhen, aber das Gefühl ist da nichts werth, wo die Vernunft herrschen soll, und da, sagt Rudolphi *l. c.* S. 267, wo letztere sich von dem Gefühl beherrschen lässt, tritt der Mensch in die Kindheit zurück und statt sein Thun ein „kindliches" zu nennen, soll man es verständlicher als kindisch bezeichnen. Genug, es ist kindisch, wenn man sich in Tiraden über Gegenstände auslässt, dic ausser unserem geistigen Bereich liegen, und es ist mehr als überflüssig, sich deshalb mit dem Leben von Thieren zu befassen, um daraus Schlüsse auf unsere Seele zu machen und wenn ich selbst, B. I. der Beiträge S. 70. eine Beachtung des geistigen Ausdrucks der Thiere werthvoll nenne, so ist das des Vergleichens wegen nicht im mindesten nöthig. Mensch ist Mensch, Thier ist Thier, und wie fern oder nahe in anatomischer Beziehung, das Thier dem Menschen auch stehen mag, so ist das Thier doch nicht mit Vernunft begabt, während wir sie bei dem Menschen aus seinem Wirken erkennen, und ist es gewiss zur Aufhellung der Arzneikunde nützlich, wenn eine comparative Anatomie getrieben wird, so ist eine comparative Psychologie um so unnützer, weil die vernünftige Seele ausser dem Bereich der Forschung liegt, diese selbst aber längst weiss, denn sie sieht es alle Tage, dass von einer vernünftigen Seele bei Thieren nicht die Rede seyn kann. Soll die Lehre von den Geisteskrankheiten, soll die Psychiatrie wahrhaft gefördert werden, so halte man sich an den Menschen selbst, denn er steht allein da und es ist unpassend und ungeschickt, ihn in der geistigen Rücksicht, mit der Thierwelt in Vergleich zu bringen. Ist hiedurch der Psychiatrie nichts genutzt, so wurde ihr damit doch geschadet, indem man Sachen in ihren Bereich zog, die als Allotria blos nur verwirrt haben.

Wir bewundern manche Eigenschaften der Thiere, z. B. den Scharfblick des Adlers; andere Eigenschaften derselben lieben wir, z. B. die Treue des Hundes, aber wissen deshalb doch, dass hier Vernunft fehlt. Man hat wohl gesagt, dass der Hund den Menschen an Treue übertreffe, was indess doch unrichtig ist; hat der Mensch ein Urtheil, ändert er dasselbe, erscheint er hiedurch oft selbst treulos, so ist eben hierin der Beweis zu finden, dass des Menschen Thun mehr ist als ein Resultat der Gewohnheit, der Dressur und blosser Mechanik.

Zu Nr. 8.

„Die Menschen,“ versichert la Mettrie, „sind Wesen, stolz und eitel, mehr ausgezeichnet durch ihren Hochmuth, als durch den Namen Mensch; und wie begierig sie sind, sich hoch zu stellen, so sind sie im Grunde doch nur Thiere und perpendiculair dahin kriechende Maschinen.“

Ein jeder schaut die Welt an in eigener Manier und diese wird nun gleichsam ein Spiegel, in welchem die Welt sich abspiegelt und die Gegenstände besehen werden. Wer gescheit handeln will, der setzt seinen Spiegel so, dass er vom hellsten Licht erleuchtet wird und es werden ihm die Bilder um so reiner und schöner erscheinen. Wer nur Stolz und

Eitelkeit um sich herum sieht, wer allenthalben Hass, Verfolgung, Bosheit, Schlechtigkeit wittert, der taugt entweder selbst nicht und sieht in seinem Bilde, in seinem Spiegel, den er selbst abgibt, die Welt oder — er ist ein Melancholikus, dessen Hirnleben gesunken ist und dem die freie Aus- und Fernsicht durch das Leben fehlt. Wer, mit Thomas von Kempen zu reden, sich selbst kennt, der tadelt und corrigirt sich erst selbst, ehe er bei Anderen damit anfängt und thut er das, so wird er durch Uebermaass an Arbeit mit sich selbst, sich um Andere gar nicht bekümmern: „die, welche Andere am strengsten tadeln, taugen selbst nichts.“ Der Mensch lebt unter tausenden, oft nur zu drückenden und drängenden Verhältnissen, die in ihm, in seinem Körper oder ausser ihm in seiner Umgebung liegen, wo Umgang, Beispiel, Vorurtheile, Sitten, Gewohnheiten, Aberglauben, schlechte oder dumme Erziehung, blosse Dressur, drückende Lagen, Armuth, Glück, sowie tausend andere Verhältnisse einwirken, welche das Urtheil trüben, wankend und veränderlich machen und da muss nun grade der, welcher seine Vernunft beweisen will, die vollendetste Geduld und Nachsicht beweisen. Thut er das nicht, wird er selbst unduldsam und tadelt seine Mitmenschen böse, so fällt alle sein Tadel auf ihn selbst zurück. Wer selbst vernünftig ist, der findet schon seines Gleichen und wenn auch nicht in Menge, doch hinreichend für ihn. Die Behauptung, dass die Menschheit eine nichtswürdige Sorte von Thieren sey, ist blos und allein nur eine ungezogene Behauptung, die mit der sub. 6. gegebenen Ansicht, dass die Seele nur eine Chimaire sey, in Eins zusammenfällt und im Folgenden, wie oben sub. 6. gesagt ist, bestens soll beachtet werden.

Zu Nr. 9.

„Blödsinnige und stupide Menschen, sind blosse Thiere in der menschlichen Gestalt; wir erkennen es, dass Alles blos und allein von der Organisation abhängig ist.“

Wenn la Mettrie weiterhin sub. 11. die glänzenden und liebevollen Eigenschaften eines Menschen schildert, der im Weltall und in sich selbst, nichts als die plumpe, in allerlei Formen nüancirte Materie erblickt, so erstaunen wir über eine Liebe, welche den blödsinnig oder stupid geborenen oder durch Krankheit also gewordenen Menschen, ein blosses Thier in Menschengestalt nennt. In jenen tiefen Thalländern, wo der Cretinismus, als die höchste Form der Ausbildung der Melancholie erscheint, indem das Seelenleben ob der mangelhaften Entwicklung des Gehirns tief daniederliegt, da beachtet man solche Unglückliche mit einer Achtung, wie sie dem Unglück entsprechend ist und spendet ihnen Wohlthaten, die das Elend lindern und den Spender, wie wenig geistig er auch selbst mag gebildet seyn, höher stellen als den gelehrtesten Materialisten, dessen Weisheit nich blos eine todte ist, selbst eine böse durch ihr Beispiel für den Schwachkopf.

Nimmt man die höchsten und selteneren Grade von Blödsinn aus, so bedarf es nur der Aufmerksamkeit, der Geduld, um zu sehen, wie das Seelenleben mehr oder minder, seltener oder öfter sich ausspricht. In manchen Fällen, wo die Ursache zu entfernen ist, wird der Zustand gebessert, es kehrt die Vernunft wieder und selbst ist es oft der Fall, dass dies in der letzten Lebenszeit erfolgt, wo der Druck, kurz das Hinderniss weicht, welches die organische Function des Gehirns störte, und somit das Seelenleben. Der Materialismus nennt den Menschen ein Thier; der Blödsinnige soll nun ein Thier seyn in Menschengestalt, was heisst das? — ist ihm der Nicht-Blödsinnige denn ein Thier in Nicht-Menschengestalt? — man sieht, wie der Unsinn sich überbietet und wohin ein Gelehrter sich verirren kann, wenn er nicht blos seine Fähigkeit übersieht, sondern auch die menschliche Fähigkeit überhaupt nicht soweit kennt, um die Grenze achten zu können, wo sie muss Halt machen. Habe ich es nachgewiesen hier, doch nur in aller Kürze, indem ich auf frühere Arbeiten mich bezog, dass das Gehirn allein Seelenorgan ist, was nur der Unverstand läugnet; dass die normale organische Hirnfunction das letzte uns bekannte mechanische Verhältniss zur Aeusserung des Seelenlebens, ist; dass der Zustand des ganzen Körpers auf den Zustand des Geistes nicht ohne Einfluss ist; dass wir auf wissenschaftlichem Wege nie die Natur der Seele ergründen können, deren Existenz indess aus ihren Aeusserungen wahrnehmen; dass nichts uns berechtigt, Seele, Lebenskraft und Materie zu identificiren u. s. w. — so sehen wir ein, dass wir unfähig sind eine Seele zu läugnen und den Blödsinnigen aus der Reihe unseres Gleichen als seelenlos auszustossen, denn: „ist deshalb die Seele nicht da, weil sie durch einen krankhaften Hirnzustand gehindert ist, sich auszusprechen?“ — indem man es vergass, die Grenzen unserer Befähigung zum Forschen zu achten, indem man hier Fragen behandelte, die über unserem Bereich sind, rief man in dem Unsinn des Materialismus eine Opposition hervor, die eben ob ihrer Thorheit den meisten Beifall gefunden hat; man rief eine Opposition hervor, welche nicht blos theoretisch, leider auch praktisch sich aussprach und die Geisteskranken „wie Vieh, wie Lastvieh, wie Verbrecher und Kehrigt der Menschheit gleichsam, behandelt hat.“ Indem man in solchen Lehren befangen war, wurden nun die Grundsätze des religiösen Glaubens selbst übel gedeutet, und für die gleich barbarische Theorie und Praxis der Psychiatrie musste die Religion sogar Gewähr leisten. Nach der geistreichen Darstellung eines gelehrten Theologen, die ich in Friedreich's Magazin, Heft VIII., Würzburg, 1832, S. 37 u. 38 mittheilte, gehört die Dämonologie nicht in das Christenthum und das Wort Teufel ist ein Begriff, womit blos der ideale Ursprung des Bösen bezeichnet wird; aber war es zu wundern, dass die immer erneuten materialistischen Ideen, die den Blödsinnigen so herabwürdigten, dahin führten, dass man in den Geisteskranken vom Teufel Besessene erblickte, deren Vorbilder man wieder in den Evangelien zu finden glaubte? — So kam es, dass nur Rohheit dem Geisteskranken zu Theil wurde, wo ihnen Liebe gebührte, und die alten Tollhäuser waren nicht besser als Criminalgefängnisse. Es ist zwar wahr, dass in neuerer Zeit jene Irrungen mehr und mehr entfernt sind, um dem Bessern zu weichen, aber noch ist nicht alles Uebele fort und selbst neuere, in mancher Beziehung gute, Schriften, vertheidigen Strenge und fordern für den Arzt für Geisteskranke das Recht, ohne Zeugen sich strenger Mittel bedienen zu dürfen, während es doch erwiesen ist, dass harte und strenge Curen blosse Barbareien sind, die den Kranken nur elender machen und unbedingt den Ausgang in Blödsinn fördern, dass schon allein desdalb der Blödsinn, eine blos unglückliche Krisis der acuten Zustände, ob seiner Häufigkeit fälschlich als *morbus sui generis* — betrachtet ist. Wir besitzen bei einer guten Behandlung derGeisteskranken, weder somatische noch psychische Heilmittel, die wir heimlich und ohne Zeugen anwenden müssen; wenigstens habe ich von solchen Mitteln keine Kenntniss, insoweit ich sie gebrauchen könnte, denn alles Barbarische ist mir fremd und da, wo ich es in Ausübung finde, ist meines Bleibens nie und nimmer!

Wer Geisteskranke gut behandeln will, muss die Grundsätze eines P i n e l und C h a p t a l die seinigen nennen; wer diese nicht hat, der ist nicht zu belehren, denn der Geisteskranke wird somatisch behandelt, wo die Regeln der Kunst unter den hier nothwendigen Modificationen, entstanden durch den individuellen Zustand solcher Kranken, schon zu zeigen und zu lehren sind; aber die psychische Behandlung, die Güte und Liebe ohne Schlaffheit — die ist nicht mittheilbar, die ist das Resultat des Vernunftprincips, der Seele: „in dem Arzt, der sich des Materialismus piquirt — und was das heisst, das wissen wir — weilt nicht die Gabe ein Arzt für Geisteskranke zu seyn und wie eingelehrt er auch seyn mag, wie bewandert in der Literatur des In- und selbst auch des Auslandes!“ Wie nachtheilig eine Verbreitung des Materialismus überhaupt auch seyn mag, so hat sich der Nachtheil doch zuerst und am bösesten in der Behandlung der Geisteskranken gezeigt, weshalb solche Aerzte, welche hier als Schriftsteller auftreten, sehr strenge auf die Art und Weise ihrer Darstellung zu achten haben, um nicht oft gegen ihre Absicht unwissenschaftlich zu werden und man wird letzteres, wenn man die Grenzen der Forschung nicht strenge beachtet.

Es gibt unbedingt keine Wissenschaft, die gut und gründlich ohne Philosophie zu cultiviren wäre; ist aber Philosophie die Lehre, welche uns antreibt, das Wesen der Dinge zu erforschen, so haben wir diese Lehre zuerst auf uns angewandt und bald unsere Beschränktheit entdeckt, sowie die Grenzen, wo es mit der Forschung zu Ende geht. Gehen wir über diese Grenze hinaus, zwingen wir, die wir auf die Organenwelt einmal angewiesen sind, die Wissenschaften, sich den phantastischen Lehren einer Philosophie zu unterwerfen, welche über die Organenwelt sich erhaben wähnt, dann wird Alles zu Dunst und Nebel. Der Britte, von Natur nicht geneigt, sich in solche Schwindeleien einzulassen, beherrscht deshalb in unserer Zeit mit seiner Literatur die civilisirte Welt, und namentlich Deutschland ist eine Uebersetzungsfabrik englischer Schriften geworden — ein Uebelstand, welcher so lange dauern wird, als die ultra-philosophisch-metaphysische Richtung bei uns in Ehren bleibt, Systeme die Systeme jagen und wir der Mellin benöthigt sind, die uns Wörterbücher schreiben, damit wir durch deren Hülfe in den Stand gesetzt werden, deutsch geschriebene Bücher lesen zu können! — Senden wir doch alle diese Weisheit recht bald in das Ausland, das ja ohnehin Neigung zeigt, uns die Last, die wir lange genug getragen haben, abzunehmen und — ich bin davon ganz überzeugt, dann wird die Zeit eintreten, wo Deutschlands Literatur, ebenso reich und ausgezeichnet an Selbständigkeit, als unbeachtet, das Ausland in Ehren wissenschaftlich beherrschen wird, denn sind wir lange genug mit der künstlichen Metaphysik geschulmeistert, so wird unsere Forschung in der organischen Welt nicht unbescheiden werden und ohne solche Metaphysik wird unsere religiöse Ueberzeugung eine ächte und gute seyn! — Die Metaphysik, welche existirt, ist nicht unsere Weisheit; wir, die in den Schranken unseres eigenen Organismus und in den Banden der Organenwelt befangen sind, können keine Lehre, welche über die Grenzen der Organenwelt reicht, aufstellen; wir können blos die Einrichtung, die Gesetze, die Pracht, den Reichthum der Organenwelt zu erforschen streben und das thaten, das wollten auch nur die grössten Forscher, welche mit Ehrfurcht auf die grosse Ursache des Ganzen hinblickten, aber zu weise waren, dieselbe erklären zu wollen. Die Metaphysik, welche uns belehrt, wenn wir an die Grenze unserer Forschungen gekommen sind, heisst Religion, welche mit der Vernunft in Harmonie steht; und so ist der Glaube, dessen Rechte hier beginnen, an eine vernünftige Seele u.s.w. — ebenso vernünftig, als der Materialismus unvernünftig ist, indem die Forschungen in der organischen Natur beweisen, dass wir nichts gegen die Existenz eines selbständigen Vernunftprincips in uns, einwenden können. —

Aerzte, die über das Seelenleben schreiben, sagte ich soeben, müssen in der Darstellung vorsichtig seyn; ich muss mich deshalb selbst tadeln, wenn ich B. 1. S. 67 der Beiträge zu weit ging, indem ich unwissenschaftlich in Ansehung der organischen Hirnfunction daselbst gesprochen habe! — Diese organische Hirnfunction, die Hirnpulse sind offenbar in zwei Beziehungen von Bedeutung, nämlich:

1) Aus dem rothen Blute mag im Gehirn eine Absonderung statt finden, welche das Gehirn zu einer Quelle der Vitalkraft macht, die von hier aus durch die Nerven strömt und den Körper belebt für sein vegetatives Leben, und eines anderen bedarf der Körper nicht, weil Geistesherrschaft den Körper schützend bewacht; hier wäre der erste Nutzen der organischen Hirnfunction. —

2) Die zweite Bedeutung der Hirnpulse ist die, dass wir hier die letzte bedingende Ursache des Denklebens erblicken, das, wie bewiesen ist, nicht als ein Resultat der Hirnmasse und Vitalkraft sich darstellt, denn das Denkleben besteht ja nicht selten bei zerstörtem Gehirn. —

Zu Nr. 10.

Wenn das, was wir *sub* **10, 11, 12** nach la Mettrie beibringen, im Grunde bereits seine Würdigung hier schon gefunden hat, wir uns also kurz fassen können, so konnte ich doch nicht ohnehin, Einiges anzumerken, da es sich hier am deutlichsten zeigt, wie nachtheilig es ist, wenn die Psychiatrie ohne Geist und ohne gute Wissenschaft behandelt wird: „die absurdesten Ansichten und Folgerungen, werden dadurch unvermeidlich!“ —

„Die Vegetation,“ sagt la Mettrie, „ist eine auffallend bemerkenswerthe: hier sind es Haare, welche die Höhe unseres Kopfs decken, und dort sehen wir Blätter und Blumen. Allenthalben in der Natur, glänzt derselbe Luxus, und der *Spiritus rector* der Pflanzen sitzt endlich an gleichen Orten, in denen bei uns die Seele weilt, diese andere Quintessenz des Menschen. Und wahrlich, in der Materie liegt nichts Gemeines, als nur in den rohen und plumpen Augen derjenigen, welche sie in ihren Prachtwerken nicht erkennen.“

Und gewiss, es wäre Thorheit, wenn wir in der Materie etwas Gemeines, Etwas sehen wollten, das unsere Beachtung nicht verdiente! — der wahrhaft gebildete Arzt und Naturforscher verachtet gewiss die Materie nicht und wenn er die Lebens-Actionen des menschlichen Körpers zu erforschen sucht oder die Gesetze, welche im Weltall herrschen, so bleibt er es sich bewusst, dass alle seine Erfahrungen nur im Bereich der materiellen Welt statt finden und dass er mit ihnen, wie scheinbar glänzend sie auch seyn mögen, nichts zur Förderung einer Kenntniss gethan hat, welche uns eine Kunde gäbe über das Wesen des in uns wohnenden Vernunftprincips oder gar über das Wesen jener höheren Macht, deren Weisheit wir in den Prachtwerken der gesammten Natur anstaunen. Der grosse Newton dachte gewiss nicht anderes, als ich es mir vorstelle, dass der gescheite Mensch denken kann: „ich weiss nicht, sagte Newton — erzählt uns Brewster — wie ich der Welt erscheine, aber mir selbst erscheine ich als ein Knabe, der am Ufer des Meeres spielend, zuweilen einen glatten Kiesel oder eine mehr als gewöhnlich schöne Muschel findet, während der unendliche Ocean der Wahrheit, unerforscht vor ihm ausgebreitet bleibt. Wer es verschmäht, sich um die leibliche Beschaffenheit, die wir haben, zu bemühen, der kann kein psychischer Arzt seyn, denn was weiss er von der Seele, die er nur aus ihren Aeusserungen gewahrt, so lange sie mit dem Leibe verbunden ist; durch dessen Vermittelung sie in die Erscheinung tritt. Blos aber den Leib beachten, keine Seele annehmen, die vernünftig und selbständig ist, das heisst blind seyn und einen Knaben abgeben, der in kindischer Thorheit wähnt, er habe den Ocean der Wahrheit ergründet! — Also, wir achten die Materie hoch, den Leib und forschen in ihm soweit wir reichen können, ohne uns daran zu stossen, wenn sogenannte Spiritualisten uns Materialisten nennen:" wer will hier mit der Thorheit rechten? — es gibt keinen Materialismus, der uns durch Forschung in der Organenwelt, eine Geisterwelt erschlösse und solcher Materialismus ist blosser Unsinn. Wenn dieser Materialismus sich darin gefällt, Haare mit Blättern und Blumen zu vergleichen, und endlich gar Pflanzenseelen mit Menschenseelen gleich zu stellen, so müssen wir eine Klugheit bedauern, die, indem sie sich überbot, zur Thorheit wurde. Es ist interessant zu bemerken, dass die Sprache nicht einmal sich gut für sogenannten Materialismus gebrauchen lässt: „da wird die Seele eine andere Quintessenz des Menschen" genannt. Nun soll doch Seele nichts seyn, als der im Menschen denkende Ort, das Gehirn also; es gibt nur eine Materie: „Vitalkraft, Seele und Materie sind Eins!" — Nehmen wir an, es wäre so, wie ist es möglich, dass die Seele wieder eine Quintessenz seyn soll? — also etwas Feineres, Wesentlicheres doch? — Etwas, das also von der Materie getrennt ist und sie beherrscht! — Doch, es ist nicht nöthig, dass wir uns noch weiter bemühen in einer Entwicklung solcher Widersprüche: „die Widersprüche sind da unvermeidlich, wo wir mit der Vernunft in Opposition stehen, und nur allein die Wahrheit ist consequent.“

Zu Nr. 11.

Die Psychologie der Insekten kenne ich nicht und ist es ausgemacht, dass wir von den geistigen Erscheinungen bei Thieren überhaupt, nicht auf das Seelenleben des Menschen schliessen können, so sind alle die in geistiger Beziehung gemachten Vergleiche zwischen Thieren und Menschen, die der Materialismus so gerne gebraucht, absolut unwissenschaftlich und falsch. Allerdings sind wir in einer totalen Unwissenheit über unseren Ursprung und unsere Bestimmung, insofern wir hier wissenschaftliche Beweise und Thatsachen verlangen; der Materialismus indess, insofern er nicht Unsinn ist, sondern eine wissenschaftliche Forschung im Bereich der Möglichkeit, der sieht und achtet die Grenzen der Forschung und indem er die Prachtwerke der Natur in der Unendlichkeit des Weltalls und in dem kleinen Bau des Menschenleibs anstaunt, erkennt er, indem er allenthalben das Walten der höchsten Weisheit sieht, eine Urquelle, eine Ursache, welche über die Gesetze der

Organenwelt steht und vor jener höchsten, letzten Macht, da beugen wir uns gerne. Es ist Unerwiesenes, wenn man einen Aether, eine Weltseele u. s. w. annimmt, die mit der Materie Eins ist und nun will, dass diese nobilitirte Materie sich selbst zerstöre und erneuere, selbst Gott sey; es ist ebenso thörigt, wenn man die Gottheit gleichsam in ein geistiges Meer auflöst und in dieser die Welt schwimmen lässt, von jener belebt und durchdrungen; alle das ist so thörigt, als die Annahme einer Identität von Seele, Vitalkraft und Materie in uns, oder die Application des Spinocismus auf die Psychiatrie, wo dann Seele und Vitalkraft gleich seyn und in dieser Geisterkraft der Leib gleichsam schwimmen, wohnen und leben soll. Unbegreiflich ist es, wie man sich mit solchen Absurditäten auch nur abgeben kann! — was wissen wir hier denn wohl? — was können wir hier je ergründen? — Nichts, rein nichts, gar nichts! — Aber sind wir vernünftig, so sehen wir eben durch unsere Vernunft, dass wir eine Seele haben, die uns über die Thierwelt erhebt und dass ein Gott ist, der über alle Materie und die in ihnen pulsirende geistige Kraft — weit erhaben dasteht. Wir ehren, lieben und bewundern die Natur, denn in ihr liegt die ewige Offenbarung der Gottheit, der höchsten Weisheit; wir sind in diesem Glauben durchaus resignirt, zufrieden, glücklich, denn dieser Glaube ist ein absolut vernünftiger, da er nicht allein mit der Religion oder Vernunft, sogar mit einer Forschung im Gebiete der Wissenschaften in Einklang steht. Die Art und Weise, wie la Mettrie und der Materialismus überhaupt oben *sub* 11 sich ausspricht, ist richtig, insofern diese Aussprache sich auf die höchste Weisheit bezieht; sie ist thörigt, insofern sie sich auf eine vergötterte Natur bezieht, denn hier ist Thorheit, weil man Etwas annahm, was nicht zu beweisen ist und was der Vernunft widerstreitet. Am bemerkenswerthesten sind hier unter den Tiraden des Materialismus, folgende Stellen:

a) Der an Humanität reiche Materialist, der nicht Gott noch Seele kennt, liebt die von ihm vergötterte Natur selbst in seinen Feinden, und er beklagt den Bösen, ohne ihn zu hassen. Der Böse ist nur ein übel formirter Mensch; der Materialist kennt blos Nachsicht für die Fehler oder Verbrechen der Formation, denn Materie und Geist sind „Eins," und somit ist der Mensch nur Maschine, ohne selbständige Seele.

b) Der Materialist bewundert Schönheit und Tugend, die auch blosses Resultat der geistigmateriellen Formation sind, und er wird Solche, die von der Natur begünstigt sind, denen vorziehen, die von ihr stiefmütterlich behandelt wurden.

Die *sub* a und b gegebenen Ansichten führen, wenn man sie strenge materialistisch, und also ohne Rücksicht auf Naturbeobachtung, durchführt, zu den misslichsten Consequenzen. Begreift man, dass kein Materialismus existirt, der im Gebiet der Forschung, der durch Thatsachen es beweisen kann, dass eine vernünftige, selbständige Seele nicht existire; begreift man, dass derselbe überhaupt kein „Eins seyn der Materie mit der geistigen Kraft" beweisen kann; berücksichtigt man das, so verkennen wir nicht, dass in den beiden obigen Behauptungen sich Wahrheit findet, welche nur durch die Unverschämtheit gedrückt ist, wie die Sache gesagt wurde. —

Ueber die Humanität des Materialismus sprechen wir *sub* 12, wo das Naturgesetz desselben in Rede kommt.

„Der Böse ist nur ein übelformirter Mensch" heisst es und also: „Verbrechen ist immer und allein nur Folge der Formation;" die Schönheit, die geistige und leibliche, ist auch „blosses Resultat der Formation," und — schliessen wir daraus: „es gibt nicht Tugend, nicht Laster, nicht Gutes, noch

Böses; also belohnen wir nicht, wir strafen nicht, denn Alles ist allein Resultat der Formation, es existirt blosse Unschuld, blosse Nothwendigkeit und die Begriffe von Tugend und Laster — sind unsinnige!" —

Gewiss, könnten wir beweisen, dass Alles nur Materie wäre, so wäre hier Wahres; aber es fehlt der Beweis und im Gegentheil liegt der Beweis vor, dass das Seelenleben keineswegs so plump, so grob und zu „Eins" mit ihr verschmolzen, an die Masse, die geformte Materie gebunden wäre, als der Materialismus in seiner Oberflächlichkeit und Unwissenschaftlichkeit, behauptet hat.

Haben wir, frage ich, es wohl schon so weit gebracht, um in dem individuellen Falle über eine übele und eine gute Formation urtheilen zu können? — Wer will es beweisen, wenn ein Rudolphi so richtig behauptet, dass wir die Materie nicht einmal kennen, dass, sage ich, dies nicht eine wahre, richtige, ächt wissenschaftliche Behauptung sey? — Und ist es nur zu gewiss, dass wir in der Kenntniss der materiellen Bestandtheile unseres Körpers noch sehr unwissend sind, dass wir durch diese noch so unvollständige Kenntniss auch also keineswegs das geistige Leben erklären können, so resultirt hieraus hinreichend, wie es vermessen ist, wenn man das Gute und Böse an uns, so dreist und so unbeschränkt für das Resultat der leiblichen Formation, der Organisation erklärt, zu deren Erforschung uns doch noch ein so grosses Feld geblieben ist! — Thatsachen, bestätigt durch eine Methode, die sich *ad oculos* demonstrirt: „also Thatsachen, welche aus Sectionen, Ausmessungen am Lebenden und Untersuchungen hervorgehen, haben es hinreichend bewiesen, dass die Klasse von Krankheiten, welche wir die psychischen nennen, leibliche Krankheiten sind, in deren Folge das Seelenleben gestört ist.“ Wir wissen aus Thatsachen, dass starke und anhaltende Geistesaufregungen, also Leidenschaften aller Art, nach und nach die Organisation zerrütten und oft so, dass dann die geistige Gesundheit schwindet. Wir sehen aus Sectionen, wie im Blödsinn das Gehirn, die Hirnschale entstellt, leidend werden; wir finden in dem angeborenen Blödsinn die übelste Kopfformation, und da, wo Beobachter solche Wahrheiten läugneten, lag die Ursache blos in der Mangelhaftigkeit ihrer Forschung. Wenn Aerzte, denen die Gelegenheit vorliegt, an Verbrechern wollten gute Untersuchungen anstellen, so möchte es sich vielleicht auszeigen, dass hier oft scheinbar unbedeutende Uebelstände z. B. zu kleine Schädelpartie, Path. und Therapie Cap. 4, eine Ursache von Geistesalienation formen, in deren Folge verbrecherische, d. h. unvernünftige und rasende Handlungen und Thaten verübt wurden. Und also, wir sehen es, steht zu erwarten, dass wenn die Forschung nicht nachlässt, sie uns immer deutlicher überzeugen wird, wie Geisteskrankheit das Resultat leiblicher Anomalie ist, hier aber auch häufig die Ursache von Verbrechen liegt. Wir finden die Formation eines Verbrechers, auch bei Menschen, welche gute und brave geblieben sind; der, welcher ein Verbrecher wurde, hat sich Leidenschaften, übelen Sitten, hingegeben, die seine Organisation bis zu dem Grade zerrütteten, dass er zu wahnsinnigen Thaten befähigt wurde und der, welcher gut blieb, hat Ausschweifungen gemieden, wo wir also sehen, wie die moralische Ausbildung, wie Civilisation durch Wissenschaft so werthvoll sind und wir bedauern die, welche durch Uncultur den Menschen vor Verrücktheit und Laster am besten gesichert glauben.

Wir finden ferner die gescheitesten Menschen, welche ohne Leidenschaften, blos in Folge von Combinationen, das Böse so ausüben, als wäre es Tugend, weil sie es also wollen; sowie es Menschen gibt, die ihre Urtheile blos ändern, weil sie es wollen, und die sogar böse handeln gegen einen Nebenmenschen, ihn schlecht deshalb in der Oeffentlichkeit beurtheilen; und heimlich den Werth desjenigen anerkennen, den sie verfolgen — es gibt, wer wüsste das nicht, eine Manier, die grade das, was sie achtet, am liebsten mit Füssen tritt und das ist der böse Jesuitismus, der nur aus einer freien Wahl resultirt! — Sagt der Materialismus, dass auch geistige Schönheit ein Resultat der körperlichen Schönheit sey, so fragen wir: „gibt es Fälle, wo Verbrechen, wo Geisteskrankheiten, blos und allein die Folgen einer kranken, einer anomalen Organisation sind; gibt es wieder unbedingt auch Fälle, wo eine Art Gutmüthigkeit, fast bis zur Schlaffheit hin, eine Folge der Körperlichkeit ist; wo denn solche Fälle placiren, in denen das Verbrechen blos die Folge von Combination ist, ebenso wie wir sehen, dass es Menschen gibt, die ihr Urtheil ändern, blos nur, weil sie wollen! — Gesetzt, es wäre möglich, dass eine spätere Zeit hier tiefer zu schauen vermöchte, so können wir es nicht; es fehlt uns noch an Erfahrungen, um mit Evidenz nachzuweisen, dass in diesem oder jenem individuellen Fall, das Verbrechen aus leiblichen Uebelständen resultirt ist. Bedenken wir nun, wie es aus den Erfahrungen über zerstörte und zerrüttete Hirne und andere Organe hervorgeht, dass das Seelenleben nicht mit der Materie identisch ist und ihr anklebt, als wäre sie die Materie selbst, so begreifen wir offenbar, wie es zu dreist ist, zu sagen, dass stets und immer das Böse, die Folge einer übelen Organisation sey; wir sehen, dass wir das blos sagen, nicht aber beweisen können und so sehen wir denn auch, dass es bis jetzt nicht durch gute Wissenschaft möglich ist zu beweisen: „der Mensch sey in allen Fällen unfähig, sich in seinen Handlungen nach Vernunftgründen zu richten," aber wohl sehen wir, dass solche Ansicht noch keineswegs als eine falsche erwiesen ist. Die, welche also annehmen, wie Alles im Geistesleben nur das Resultat einer absoluten Nothwendigkeit sey, sind zu weit gegangen; die, welche gar keine Nothwendigkeit statuiren, gingen auch zu weit und so sehen wir, wie die Wissenschaft durch allgemeine Reflexionen blos gefährdet wird, während sie zu höheren Stufen steigt, wenn wir recht speciell forschen, recht im Einzelnen, was unserer geistigen Natur auch entsprechender ist, und so Thatsachen sammeln, die endlich eine grössere Uebersicht gestatten, die uns fehlt, eben weil man das lästige specielle Forschen zu wenig beliebt hat. Und also, so scheint es mir, müssen wir annehmen bis jetzt: „das Böse und das Gute sind erweislich in individuellen Fällen, die Folgen der Organisation; in anderen Fällen fehlt der Beweis und die That war Folge der freien Wahl;" wir sehen ein, dass Belohnung und Bestrafung nöthig sind, und indem wir diese Ansicht ganz mit unserer Vernunft in Harmonie finden, weisen wir die unwissenschaftliche Lehre, die allenthalben nur eine Nothwendigkeit statuirt, von uns, indem sie unerwiesen ist. Was die Bestrafung übeler Thaten betrifft, so hat man hier gegen die Todesstrafen namentlich sehr geeifert; ich kann sie da, wo das Verbrechen nicht als Folge einer übelen Organisation zu beweisen ist, nicht missbilligen, aber ich würde für meinen Theil nie ein Todesurtheil unterschreiben, weil es mit dem Naturgesetz des Materialismus harmonirt, welcher nur eine Materie kennen will und deshalb es billigt, wenn man eine Form zertrümmert, die einmal zur Sünde formirt ist und so scheint es mir, dass Todesstrafen blos dazu geeignet sind, den Materialismus zu unterstützen, daher sie das Verbrechen nur fördern, nicht mindern! — und kann man solche Absicht wohl haben? — die Welt demoralisiren wollen? — ? —

Zu Nr. 12.

„Der Materialist, obgleich seine Eitelkeit murrt, weiss dennoch, dass er blos eine Maschine, ein Thier ist, aber er, der die Materie vergöttert und also auch sich, da er ein Theil der vergötterten Natur ist, umfasst diese vergötterte Natur mit Liebe, also sich selbst und handelt gegen Andere, nach dem allen Thieren gegebenen Naturgesetz: „er thut dem Andern das, was er will, das man auch ihm thue.“ —

In dieser Art habe ich die oben S. 13 gesetzten Worte des Materialismus nur auffassen können und so, wie ich es sagte, heisst der wahre Schluss des Materialismus.

Die murrende Eitelkeit des Materialismus ist die warnende Stimme der Vernunft, welche dem Thoren sagt, dass sein Thun nur eitelthörigt ist und ihn wider Willen überzeugt, wie dasselbe nur aus der Sucht zu glänzen hervorging und wie er fühlt, mit sich uneins geworden zu seyn und ein Spott aller Vernünftigen. Der Materialismus, indem er die Materie vergöttert, vergöttert sich selbst und so finden wir immer, dass Menschen, die offen, dreist oder heimlich dem Materialismus fröhnen, von dem ärgsten Egoismus besessen sind. Sie sind es, die stets Herren seyn wollen, nie Diener; sie sind Alles, Andere sind nichts; sie sind die Quelle aller Weisheit, sie sind der Mittelpunkt, die Sonne, um welche alle Planeten als Monden sich drehen sollen: „ihre Sprache der Demuth ist die eines argen Hochmuths, denn sie fühlen ihr Nichts und ziehen, um ein Etwas zu werden, alles das in den Staub, was erhaben ist.“ — Und dieser Materialismus, eine Lehre ohne Basis, ohne Beweis, ohne Wissenschaft, — verharrt strenge in der Organenwelt und hat dieses als ihre moralische Maxime: „wie du mir, so ich dir,“ was uns an das „Zahn um Zahn“ erinnert! — Allerdings ist es wahr, dass in der organischen Welt dieses Gesetz der Gewalt vorhanden ist, denn stürzt ein Fels auf den anderen, so zertrümmert der grössere den kleineren, der harte den weichern; so kratzen, beissen, fressen, zerreissen sich Thiere der einen Species, des einen Genus oder der Geschlechter verschiedener Art, aber sie thun sich nichts, leben in Frieden, wenn sie getrennt sind und — hier ist ihre Liebe! — Nur wenn man den Materialismus und dieses sein mechanisches Naturgesetz auf die Menschheit anwendet, nur dann wird man es billigen können, wenn die Sünde mit dem Leben büssen muss, denn Alles ist Form und es ist also so billig, dass die schlechte Form zertrümmert werde, als es billig ist, dass der grosse und harte stürzende Felsen, den kleinern und den minder harten zertrümmere, weil er der minder gute ist, die schlechte Form. Wie falsch solche Ansicht ist, glaube ich erwiesen zu haben und nur der, welcher unerwiesene Theorien und unhaltbare Gebilde für wahr hält; nur der glaubt an die reine Organenwelt und an den Unsinn einer Materie, die Gott zugleich ist und in uns die Seele formt. Wer forscht, der aber weiss, dass wir im Welt-All und in uns, nicht im Stande sind, eine gleichsam vergötterte Materie erweisen zu können und er erkennt durch seine Vernunft über die Organenwelt eine andere, welche das Organische beherrscht und er erkennt in dieser höheren Welt, der wir uns ob unseres bessern Theils anschliessen, ein anderes Gesetz, das also lautet in einem Worte: „Liebe!“

Man wird behaupten wollen, dass das Naturgesetz, welches sagt, dass man andere behandeln solle, sowie man selbst will behandelt seyn, grade das verlange, was ich als das Gesetz einer höheren, einer moralischen Geisterwelt, die über die Materie steht, ausspreche, indem Jeder Liebe will, die er nur durch Liebe erlangen kann. — Eine solche Auslegung aber ist unstatthaft, denn abgesehen davon, wie in der Welt der Thiere nur die Gewalt herrscht, womit nicht Liebe, wohl Unterjochung oder Vernichtung des Unterliegenden bezweckt wird, ebenso sehen wir, dass der Mensch, je weniger er civilisirt ist, desto mehr geneigt wird, durch Gewalt zu herrschen und sich um ein Gesetz der Liebe wahrlich nicht zu kümmern. Nicht in der materiellen Welt, nur in der geistigen Welt, welche die Materie im Grossen und im Kleinen beherrscht, gilt jenes Gesetz der Liebe, das selbst die Feinde lieben lehrt und dieses Gesetz ist in Harmonie mit der Vernunft, denn diese kennt nicht Rache, Neid noch Hochmuth. Es ist nur zu gewiss, dass Triebe, Begierden und Bedürfnisse, die aus der Individualität, dem Bau des Körpers hervorgehen, wie der Trieb nach Nahrung, der Geschlechtstrieb u. s. w. auch den Besten nur zu oft erniedrigen und er wird sich nur blos dadurch wieder erheben, wenn er unablässig strebt zu handeln im Geist der Liebe; wollte er den körperlichen Trieben nachgeben, wollte er blos danach handeln, wie ihn Andere behandeln oder soll er dulden, dass ihn Andere behandeln, wie er sie oft nicht zum Besten behandelte aus Begierden und Triebe — dann wäre die

Welt vollendet schlecht! — Können wir das Daseyn einer vernünftigen Seele nicht abweisen; eine Macht überhaupt, die die Materie beherrscht, nicht verwerfen, so erkennen wir ihre höhere Stufe an und begreifen, dass nur aus Erfüllung des Gesetzes der Liebe, die Tugend hervorgeht, aber das Gesetz des Materialismus uns zu Teufel macht. Dieses Gesetz der Liebe, der Welt entlehnt, die über die Materie steht, soll und muss allenthalben walten, aber ohne Schlaffheit, denn es muss auch dafür sorgen, dass das Böse nicht zur Herrschaft komme; diese Sorge aber, die soll und muss in den Schranken der Liebe strenge verbleiben, oder sie huldigt dem Gesetz der rohen Materie. Wie vollkommen und wie unvollkommen ein Mensch seyn mag, wir ehren in ihm nie die Materie, oder hassen in ihm nie die rohe Masse und ihr Gesetz; wir ehren in ihm und uns, das Höhere, das, was einer nicht-materiellen Welt gehört und wie wir auch strafen, nie sind wir blutig, denn sind wir das, so verachten wir das Gesetz einer höheren Welt und verfallen dem Materialismus — und Materialismus, wäre er denn wohl etwas Anderes als böser Unsinn und sein Thun, könnte es Anderes zur Folge haben, als demoralisirend einzuwirken? — was man auch sagen mag:

„Rache, wie und wo sie auch sich ausspricht, ist blos das Resultat der in der Materie haftenden Triebe — Liebe aber stammt aus einer höheren Welt und sie im Grossen und im Kleinen auszuüben, ist das Schönste, was denkbar ist.“ —

Werfen wir noch einmal einen Rückblick auf das Gesagte! — Der Materialismus ist Unsinn, denn er will beweisen, dass er Etwas da weiss, wo kein Wissen möglich ist und so ist mithin der Materialismus

1) unwissenschaftlich. Wir, befangen in den Grenzen unserer Organisation und der materiellen Welt überhaupt, sind mit unserer Forschung auf das angewiesen, was materiell ist und können keine geistige Substanz oder Wesenheit erkennen, als durch ihre Aeusserungen und Erscheinungen, indem diese uns auf eine Ursache schliessen lassen, die wir benennen, z. B. als Lebenskraft, Electricität u. s. w. Was man auch über diese Principien je nur sagte, so kennen wir ihr Wesen nicht und — nun frage ich, ob es ein gescheiter Mensch ist, der dennoch behauptet, dass Materie mit Vitalkraft Eins, ja, dass selbst die Seele mit jenen Eins sey? — Ist,

frage ich, hier Gescheites? — durchaus nicht und zwar deshalb nicht, weil wir hier nichts wissen, d. h. nichts wissen auf dem Wege der Naturforschung und wir einsehen, dass es thörigt ist, wenn wir länger Phantasiebilder da dulden, wo doch nur Naturforschung allenfalls etwas leisten könnte. Je vernünftiger ein Mensch ist, je mehr bemerkt er an sich selbst die Aeusserungen, die, indem sie das Resultat eines Vernunftprincips sind, auf die Existenz desselben hindeuten und weiss er nun, wie die geistige Welt ausser unserem Bereich liegt, es nicht möglich ist, die Seele materiell zu deuten, so glaubt er an die Existenz einer selbständigen vernünftigen Seele, die er aus ihren Aeusserungen selbst bei sich gewahrt und wie werth ihm die Materie, der eigene Leib seyn mag, er wird ihn nur als die Hülle des eigentlichen „Ich" betrachten können. Ich sagte oben, so „glaubt er eine vernünftige Seele." — Niemand wolle das Wort „glauben," nicht richtig auffassen! — Was ist Glauben? — etwa ein Für-wahr-halten deshalb, weil Dieser oder Jener die Sache sagte? — o! nein, das ist blosse Dressur, die nicht Halt hat, das ist ein Joch, eine Last, die man gelegentlich hat abgeworfen und abwerfen wird, denn das ist nicht Glaube! — Glaube, ächter Glaube, ist ein Für-wahr-halten aus Ueberzeugung und diese beruht wieder auf Gründen, die mit der Vernunft, also mit der Wahrheit, folglich auch mit der Religion der Liebe in Einklang leben. Solcher Glaube nun glaubt eine vernünftige Seele, und das um so mehr, weil keine Naturforschung hier widerstreitet, wohl aber gezeigt hat, dass wir Thoren sind, sobald wir wähnen, die Grenzen der Organenwelt überschreiten zu können. Der Materialismus ist

2) ein unvollendeter Egoismus. Der Thor, der Materialist seyn will, vergöttert die Materie, denn er kennt nicht Gott und Seele, die er mit der Masse zu identificiren beliebt. Es ist natürlich, dass somit auch die Individualität des Materialisten als Körper, als Maschine wichtig wird, der Körper ist hier das Erste, es gibt nichts Anderes, daher also alle körperlichen Triebe und Begierden gleichfalls geadelt werden und der Genuss der Gegenwart „höchstes Gut“ wird, denn es gibt keine Zukunft! Und so denn ist der Materialismus —

3) eine demoralisirende Lehre, indem sie Tugend und Laster aufhebt und ein rohes Naturgesetz statuirt, die Ordnung unter einer Klasse von Thieren zu erhalten, die in der Naturgeschichte mit dem Genusnamen „Mensch“ verzeichnet ist;

und welche Ordnung blutige Gesetze erhalten müssen, denn der Böse ist blos eine schlechte Form, die das Schwert in Stücke schlägt. Wie anders, wie schöner müsste es seyn, wenn das höhere Gesetz der „Liebe“ waltete; ich bin überzeugt, man muss seine Ausübung nur wagen und gewiss wird man bald sehen, dass es, wo nicht besser, doch nicht schlimmer wird, als es jetzt ist. — Die Verbrechen verminderten sich, seitdem das Gesetz milder wurde. Der Materialismus ist

4) ein Hinderniss für die Cultur der Wissenschaften. Ich habe Schriften gelesen, die Gutes und Schönes gaben, aber alsbald werthlos erschienen, sobald die Verfasser in kühnen Hypothesen das geistige Leben erklärten und so thaten, als hätten sie dasselbe mit dem Leibe auf dem anatomischen Tisch secirt. Wo solcher Hochmuth weilt, da hat es mit der Naturforschung ein Ende, und wir wenden uns mit Leid von einer Blume, die weder taugt, das Auge zu ergötzen, noch Früchte zu tragen.

Und wird man mir Unrecht geben, wenn ich nun behaupte, dass der Materialismus —

5) nichts weiter ist als Unsinn? — Denn ist er nicht so thörigt, in eine Welt ausser der

organischen schauen und hier sehen zu wollen, dass Seele, Leib und Lebenskraft — identisch, dasselbe, Eins sind! — Wir aber können das nicht, denn die Grenzen, welche uns gesetzt sind, die überschreiten wir nicht! — und so ist es denn erwiesen, dass

„es keinen Materialismus, der Seele, Leib und Lebenskraft identificiren kann, gibt, weil dergleichen nicht möglich ist“ — während es von der andern Seite einleuchtet, dass

„wir verpflichtet sind, den Leib mehr und mehr zu erforschen, um somit immer mehr befähigt zu werden, die Ursachen von Krankheiten und deren Wesen zu erkennen, wodurch die Arzneikunde stets verbessert wird;“ während wir —

„zu solchen Forschungen auch noch deshalb verpflichtet sind, um immer mehr die körperlichen Ursachen und Verhältnisse erkennen zu lernen, unter denen verbrecherische Handlungen und Uebelthaten begangen sind, damit wir immer dreister erscheinen zur Ausübung des Gesetzes der Liebe, entlehnt den Ansichten einer höheren Welt.“ —

Sollte der Eine und Andere den Forscher bei solchen Ansichten, einen Materialisten nennen, so wissen wir, was das zu bedeuten hat. —

Monsieur de la Mettrie hat eine Widerlegung seines *homme machine* geschrieben, die mir nicht zur Hand ist, was indess nur wenig bedeuten mag, denn hier wird Verfasser, der dort nicht geistreich, blos witzig war, selbst keinen Witz mehr besessen haben und auf ihn und seines Gleichen passt, was Frau von Stael sagt: „*Il y a des médiocrités d'ame déguisées en esprit piquant et malicieux; — mais la vraie superiorité est rayonnante de bons sentiments, comme de hautes pensées.* — Beachten wir manche Schrift aus einer Zeit, die sich für uns bereits im Nebel der Vergangenheit verdunkelt, und vergleichen sie mit solchen aus einer Zeit, die uns näher und nahe liegt, so staunen wir! — aber da doch am meisten, wo Aerzte, die doch Naturforscher sind, uns mit sogenannten materialistischen Ansichten aufwarten, als wären solche sogar Resultate der Naturforschung, was doch durchaus nicht der Fall ist. —

Unter den Schriften des Alterthums, die in der hier berührten Richtung so herrlich sind, erscheinen die von Cicero äusserst werthvoll, der, ohne von falschen Ansichten, die auch ihm schon vorlagen, geblendet zu seyn, in seiner trefflichen Schrift *Cato major vel de senectute* — das Herrlichste sagt, so da, wo er dieselbe endigt: „*quod si in hoc erro, quod animos hominum immortales esse credam, libenter erro, nec mihi hunc errorem, quo delector, dum vivo, extorqueri volo.*“ Müssen wir mit Cicero eingestehn, dass die Vernunft die Existenz einer selbständigen vernünftigen Seele nicht abweist, sie sich selbst nicht verläugnet, was nur die Narrheit thut, so wissen wir mehr, wir wissen durch gute Bearbeitung der Naturwissenschaft, dass dieselbe hier bestätigend sich ausspricht. —

Cap. 2.

Thatsachen, beobachtet bei Geisteskranken, in Rücksicht der Beziehungen zwischen dem Seelenleben und Körperleben, zur Bestätigung der Angaben in Cap. 1.

Mit Recht behauptet Dr. Heinroth, dass „die höchste Unvollständigkeit bis jetzt die Geschichten psychischer Krankheitsfälle, bei alten und neuen Schriftstellern, drücke.“ Es ist daher eine dringende Aufgabe, sorgfältige Krankenbeschreibungen zusammen zn bringen; dadurch ist die somatische Medicin wahrhaft und hauptsächlich gefördert worden: „die psychische Medicin muss auf derselben Basis ruhn.“

Und wohl dürfen wir behaupten, dass Heinroth's Meinung immer noch geltend bleibt, denn, statuiren wir einige Ausnahmen aus neuerer Zeit, wo ist noch die hinreichende Menge guter Beschreibungen von psychischen Zuständen zu finden? — Wenn Dr. Oegg *l. c.* S. 166 klagt, dass man die schwierige Lehre von den Geisteskrankheiten um nichts gefördert habe, und wenn es gewiss ist, dass nur gute Krankenberichte hier nutzen können, was Keiner läugnen wird, dann bedauert man es, wie solche Aerzte, die eine reiche Fülle der Gelegenheit zum Mittheilen besitzen, mit Mittheilungen so selten sind, und einen Zweig der Arzneikunde, den grade sie nur bearbeiten können, fast durchaus der fruchtlosen Speculation überlassen, die aus Büchern, die oft nichts werth sind, das Wahre schöpfen will, wohin denn doch nur die Naturanschauung uns führen kann! —

Die Thatsachen, welche ich hier gebe, werden, das ist mein Wunsch, Andere zu besseren Mittheilungen, als diese sind, veranlassen und so hoffe ich hier — Heinroth's Meinung reichlicher, als bis jetzt geschehen ist, durch die That gut gewürdigt zu sehn; will man nicht das ewige Festhalten an dem oft so Werthlosen, was Frühere gaben, aufgeben, wie will man denn weiter kommen? Ich gebe hier Thatsachen, theils in der Absicht, welche die Ueberschrift andeutet; theils, durch dieselben das Wesen der psychischen Krankheiten immer deutlicher und gewisser auszusprechen, und endlich in der Absicht, Andeutungen zu geben, welche auf die psychische und somatische Behandlung bezüglich sind, welche letztere ich wahrlich nicht allein begünstige, wie man mir das mit Unrecht vorgeworfen hat! — Wie wenig die unwissenschaftliche Ansicht, welche Seele, Leib und die den letzteren durchdringende Vitalkraft, Vegetationsprincip, identificirt, aus Erfahrungen, Experimenten und Thatsachen hervorgeht, das habe ich hier und in frühern Arbeiten nachzuweisen gesucht, und so mag die in so vielen Beziehungen grosse Wichtigkeit des Gegenstandes, es entschuldigen, wenn ich aus der Pathologie und Therapie der psychischen Krankheiten S. 49 u. s. w., folgende Stellen repetire, welche als Resultate der Forschung dastehn — wir wollen in dieser Wiederholung grade so kurz seyn, als es gut ist:

„Wäre das Seelenleben mit der Materie identisch, dann wären die Geisteskrankheiten nicht, wie sie sind, die seltensten Zustände; es würde nicht im Allgemeinen unter tausend Menschen nur Einer entschieden verrückt seyn, sondern es müssten die Geisteskrankheiten grade die häufigsten seyn, weil Zustände, Krankheiten mit organischen Entartungen und Zerstörungen, grade so häufig sind. Es ist wahr, dass wir in den Leichen von Geisteskranken, die bedeutendsten Zerstörungen häufig finden, aber wir wissen auch, dass dieselben meist erst im Verlauf der Krankheit sich ausbilden — Beiträge. B. 1. Darmstadt 1832 —, und desto häufiger und bedeutender sind, je tiefer und länger das Seelenleben darniederlag:" eine Wahrheit, die man bis jetzt kaum beachtet hat, trotz Stahl, weshalb denn auch nur solche Krankenberichte von Werth sind, wo die berichtenden Aerzte die Krankheit in ihrem ganzen Verlauf selbst beobachtet haben; wir sehen, dass die älteren Mittheilungen meist nur einen geringen Werth haben können! — Wir sehen Geisteskranke oft ohne Kunsthülfe genesen, die an bedeutenden organischen Anomalien leiden; ja — wir sehen, dass wieder geistesfrei Gewordene, die Genesenen, nun hectisch, schwindsüchtig, hydropisch u. s. w. werden und in Folge von Lungen-, Leber-, Hirn- und anderen Schwindsuchten sterben.

Manche chronische Uebelstände können wir nicht genesen, aber dennoch entweicht die Verrücktheit;

es gibt unzählige Fälle von chronischen Krankheiten, in welchen die Organe auf alle nur mögliche Arten zerrüttet werden, aber Patient bleibt geistig gesund; in manchen chronischen Uebelständen, namentlich da, wo das Leben des Nervensystem's alienirt wird, werden solche Kranke selbst oft geistreicher oder bleiben doch geistig gesund! — Wie das erklären, wenn Desorganisationen, *Causa proxima* der Verrücktheit wären? — wenn Materie und Seele identisch wären? — Wir beobachten endlich, dass eine Verrücktheit dann entweicht, wenn ein organisches Uebel eintritt, wenn die organische Masse des Leibes überhaupt zerrüttet wird, eine allgemeine Auflösung derselben beginnt und Cachexien dem Tode zuführen. Wie das wohl? — wenn es nur eine Substanz gäbe! — und so sehen wir, dass die Behauptung: „Seele, Leib und Lebenskraft, sind identisch," eine rein unwissenschaftliche ist! — Ja, wäre letzteres der Fall, so wären Geisteskrankheiten nicht nur die häufigsten Uebel, sondern sie müssten auch ohne Unterbrechung da statt finden, wo bedeutende Entartungen der Organe vorhanden sind. — Sehen wir mithin, dass in Folge von organischen Entartungen, selbst in Folge von Hirnzerstörungen, Verrücktheit nicht eintreten muss, so sehen wir auch, dass das Seelenleben nicht so roh an die Masse gebunden ist, als die Unwissenschaftlichkeit behauptet hat. Die organische Bedingung, unter welcher das Seelenleben sich ausspricht, habe ich oben S. 37—44 nach den früheren Mittheilungen ausgesprochen und wenn ich danach bestimmt habe, was Geisteskrankheiten ihrem Wesen nach sind, so habe ich dem, was ich als Materialismus bezeichnete, wahrlich keinen Vorschub gethan, aber auch die Lehren jener gewiss nicht unrichtig gewürdigt, welche ebenso unwissenschaftlich, als beleidigend für den mit Vernunft begabten Menschen annahmen, dass unsere vernünftige Seele selbst könne und müsse verrückt werden; eine Lehre, die, wenn sie den Unkundigen auch durch Tiraden blendet, im Grunde der ärgste und rohste Materialismus ist, denn sie zernichtet die Seele, die sie dem Wechsel untergeben nennt und identificirt sie, trotz aller schönen Phrasen, mit der so wandelbaren und veränderlichen Materie. Ich muss hier noch, nach *l. c.* S. 49 und 50 eine Beobachtung des Arztes Thiaudré wiederholen, denn sie ist zu interessant, um noch so oft wiederholt, nicht eben so oft gefallen zu müssen.

Dr. Thiaudré behandelte einen Mann, der

29 Jahre alt, an Lungensucht, Lähmung der linken Seite, angeborener Contractur der linken Hand und des linken Fusses — litt. Bei der Section fand man das rechte Herz verdickt, erweitert; die rechte Lunge sehr leidend; Leber, Milz und Nieren waren sehr zerreiblich; rechts zwischen Schädel und Hirnhaut, befand sich ein seröses Extravasat; die rechte Hemisphäre des Gehirns war atrophisch, durch ein häutiges Blatt ersetzt, die Hirnsubstanz hier geschwunden; die linke Hemisphäre und das kleine Hirn waren, bis auf den etwas erweichten Lappen, gesund und — was das Beste bei dieser Geschichte ist — Patient hatte sein Bewusstseyn und seine Urtheilskraft bis zum Tode nicht verloren, und, fügen wir hinzu, das von Rechtswegen, das aus den bestimmt als wahr vorliegenden Gründen, denn ob ein oder zehn, oder am Ende alle Organe des Körpers erkranken, so ist das gleichgültig, denn die organische Masse ist nicht die vernünftige Seele. Soll ein Mensch verrückt werden, so muss die organische Funktion des Gehirns alieniren; nur dann, wenn das erfolgt, wird er verrückt; und das oft so bedeutend zerrüttete Gehirn, fungirt es in seinen Ueberresten nur normal, so bleibt es dennoch befähigt, das Organ zur Manifestation einer vernünftigen Seele ab-

zugeben und: „so ist es gewiss erfreulich zu schauen, dass unsere vernünftige Seele nicht Hirn ist, nicht Organisation, nicht Materie; es ist erfreulich zu sehen, dass Wissenschaft uns zeigt, wie die Seele sich der Materie blos bedient, durch dieselbe ihr Daseyn in der Organenwelt nur zu manifestiren.“ — Gewiss, die Wissenschaft, die ächt ist, harmonirt stets mit der Vernunft; wer die Wissenschaften nicht liebt, hat über sich selbst den Stab gebrochen! Gehen wir zu weitern Thatsachen über! — wir werden in ihrer Mittheilung die Grenzen der Forschung, die uns einmal gesetzt sind, wie immer Pflicht ist, strenge beachten und dadurch unsere Unwissenheit bekennen, denn anders thun, heisst blos schaden wollen! —

§. 1.

Geschichte eines Zustandes von Blödsinn, der aus einer Melancholie mit zwischenlaufenden Wahnsinns-Anfällen hervorging.

„N. N. war reichlich 25 Jahre alt, als ich denselben zuerst kennen lernte, wo er bereits blödsinnig war und welcher Zustand in den folgenden Jahren mehr noch zunahm; begriff ich gleich, dass hier an eine Genesung nicht mehr, wohl an eine Verbesserung solchen Zustandes zu denken war, so musste in der Folge auch die letztere Aussicht schwinden und wenn auch die solideste Therapie den Kranken beachtet hätte. Geboren in einer gesunden und kräftigen Familie, wie die Kunde heisst, war des Patienten Geburtsland eine von jenen tiefen, flachen, den Flussüberströmungen ausgesetzten Landschaften, die einst Meeresgebiet gewesen und durch Anspülung vermittelst der Ströme gebildet sind; wir wissen aber, dass in solchen Ländern die Geisteskrankheiten in der Regel sich in der zweiten Form der Verrücktheit einstellen, als Melancholie, wo das Hirnleben herabgesetzt erscheint, während das Ganglienleben desto lebhafter aufwacht. Sehr frühe zu den Studien angehalten und hierzu willig, weil er in ihnen seine Freude fand, führte Patient anhaltend eine sitzende Lebensart und seine geistige Ausbildung erfolgte rascher, als dies den Jahren entsprechend war. Auf der Universität continuirten die angestrengten Studien, die sitzende Lebensweise und, weil alle körperlichen Uebungen fehlten, so entwickelten sich die schon frühe entstandenen Unterleibsbeschwerden stets bedeutender und war Patient durch seine Constitution, die seinem Lande eigenthümlich ist, zur Melancholie disponirt, so konnte es nicht fehlen, oder die sitzende Lebensweise, die Lucubrationen mussten den Unterleib tiefer zerrütten, während die bei den Studien unvermeidlichen Hirnreitzungen, das Gehirn gleichsam ermüden und somit disponiren mussten, später desto tiefer zu sinken und dem zu krankhaftem Leben hocherwachten Bauchgangliensystem um so unterthäniger zu werden; und nur dem Umstande, dass die Gesundheit des kurz und gedrängt gebauten Mannes eine erblich kräftige war, ist es beizumessen, wenn nicht früher, als geschehen ist, geistige Alienation eintrat. N. N., immer noch gesund, wenn auch oft leidend, trat frühe in amtliche Verhältnisse, die ihn sehr in Anspruch nahmen, aber zu wenig in körperlicher, mehr in geistiger Beziehung. In religiöser Beziehung strenge erzogen, hatte man ihn nie mit den Zweifeln, den Ansichten von Nichts-Glaubenden bekannt gemacht, ein Fehler, der gross war, denn wenn man solche Oppositions-Ideen frühe mittheilt, ihre Thorheit zeigt, so wird das Gemüth des Wohldenkenden am besten vor den thörigten Grundsätzen des Unglaubens gesichert. Indess, das war nicht geschehen, und als nun unser hypochondrischer N. N. im Amte war, seine Studien selbst leiten durfte, da las er

Schriften, welche seine Orthodoxie wankend machten, ihn beunruhigten und ihn, um die alte Ueberzeugung wieder zu erlangen, bewogen, seine Studien auf die übertriebenste Weise zu betreiben. Bauchkrank, hypochondrisch bis zur Melancholie, traten nun die Folgen einer total verkehrten Lebensweise bald ein; das Arteriensystem erwachte lebhaft, vom kranken Bauchnervensystem aufgeregt, trieb das Blut reichlich zum Kopf, der Schlaf floh in Folge der Hirnaufregung und es trat ein delirirender Zustand ein, der 14 Tage anhielt. — Patient wurde ärztlich behandelt, nahm *Tartarus emeticus*, und genas. Diese erste Steigerung seines melancholischen Zustandes war in demselben Jahre erfolgt, wo er in sein Amt getreten; er genas, der höhere Zustand, der Wahnsinnsanfall ging vorüber, aber nicht für lange, denn als am Schlusse des Jahres eine freudige Kunde ihm zu Theil wurde, da erfolgte neuer Zustand von Verwirrung. Patient war in einer Gegend, ohngleich höher und trockner als die seines Wohnorts, zum erstenmal genesen von seiner Exaltation; aber jetzt blieb er trübe, eigensinnig, und somit sehen wir, dass die Depression des Hirnlebens, die Melancholie um so deutlicher ausgesprochen, verharrend blieb; er versank in einen Zustand tiefer Schweigsamkeit, fühlte nicht Hunger noch Durst, wollte also nicht essen noch trinken und somit unfähig geworden, körperlich thätig zu seyn, verlebte der sonst so gute und brave Mann fortan seine Tage in melancholischer Stille und Eingezogenheit, die zu Zeiten durch arterielle Hirnreitzungen und dann nothwendige Aufregungen unterbrochen wurde: „Zustände, in denen die Masse des Gehirns stets tiefer verletzt, zu der organischen Funktion immer unfähiger werden musste, so dass die geistige Apathie endlich durchaus hervortrat,“ Patient war und blieb blödsinnig.

Als der melancholische Zustand deutlicher wurde, das Leben des Bauchnervensystems mehr und mehr sich alienirte, also die Thätigkeit der Unterleibsorgane unter solchem Einfluss erlahmte, da zeigte sich die Unordnung natürlich zuerst im Digestions-Apparat, wo Brechweinstein gebraucht ist, als der erste Wahnsinnsanfall eintrat; ein Mittel das ich in einer zu allgemeinen Anwendung nicht lieben kann, da es auf das Bauchnervensystem leicht übel einwirkt — Pathologie und Therapie S. 348; und wenn unser Patient von dem Gebrauch der *Asa foetida* einmal Erleichterung fand, aber keine Hülfe, so glaube ich behaupten zu dürfen. dass dieses Mittel um so unwirksamer da ist, wo in bedeutendem Leidenszustande des Bauchs bei Melancholie, früher reichlich Brechweinstein gebraucht ist. — In psychischer Beziehung haben Verdriesslichkeiten verschiedener Art, religiöse Zweifel u. s. w. auch nicht wenig die Zerrüttung gefördert, sowie ein nicht befriedigter Geschlechtstrieb bei körperlicher Kräftigkeit auch wohl nicht ohne Nachtheil geblieben ist. —

Ich beobachtete Patienten blos nur im Zustande des Blödsinns, der bedeutend war; die ärztliche Behandlung glaube ich am besten unberührt zu lassen. Patient war klein, fleischigt, untersetzt gebaut; der Kopf gross, aber war dies zumeist in der Gesichts-, nicht in der Schädelpartie. Bald ganz stille, stumm; bald mehr aufgeregt, neigte sein blödsinniger Zustand bald mehr hin zu der melancholischen, bald mehr hin zur ersten Form, dem Wahnsinn, wo man im ersteren kaum Pulse fühlte, die im letzteren erwachten; bald hatte Patient Appetit, war er aufgeregt, sonst war derselbe unbedeutend und selbst wohl fehlte Hunger. Da Patient vollsaftig war, da die arteriellen Aufregungen häufig eintraten, so hatte sich hier unbedingt ein zu starker Hirnturgor eingestellt, wobei *Plethora capitis* vorhanden blieb; das Herz lebte oft sehr kräftig.

Hier die erste, leichtere Ursache des Blödsinns, die nicht gehoben ist; und so war es nöthig, dass nach und nach Verwachsungen der Hirnhäute, Erweichungen und Zähewerden der Hirnmasse endlich, die unglückliche Krise der frühern acuten Zustände, völlig unheilbar machen mussten.

Indem ich auf meine hier bezügliche praktische Schrift mich beziehe, habe ich in praktischer und genetischer Hinsicht ausgesprochen, was der Fall zu sagen erlaubte; ich will, um der Tendenz dieser Schrift treu zu bleiben, jetzt noch die Frage verhandeln:

„Beweist dieser Fall, dass „Seele, Leib und Lebenskraft, eins und dasselbe sind? — oder, ist das nicht, was lernen wir hier?" —

Patient ist körperlich kräftig und in einer, laut Angabe, ganz gesunden Familie geboren, aber in einem Landstrich, wo im Fall eines Ausbruchs von Geisteskrankheit, diese meist als Melancholie, bei krankem Zustande des Unterleibs, auftritt und wo in der Regel das Hirn erst unter steigender Verschlimmerung des Unterleibszustandes, später primär und arteriell ergriffen und zerrüttet wird. Hier war es nun misslich, dass Patient von Jugend auf der leiblichen Uebungen entbehrte, meist sitzend lebte und Tag und Nacht sich geistig anstrengte, wozu später Verdriesslichkeiten, leidenschaftliche Stimmungen und andere geistige Einflüsse sich gesellten. Wir bemerken hier deutlich, wie diese geistigen Einflüsse, die Studien ohne diätetisches Leben, den Leib zerrütteten und der zerrüttete Leib wieder geistige Einflüsse zu tief empfing, so dass der Leidenszustand nothwendig stets sich steigern musste, wo wir denn endlich gewahren, dass die geistige Apathie, der Blödsinn, nach Maassgabe der Hirnzerrüttung immer höher stieg. — Sehen wir hier, wie die geistige Alienation sich aus leiblichen Anomalien mehr und mehr entwickelte, so frage ich: „wie kann man, da die Entstehung aus leiblichen Ursachen deutlich einleuchtet, nun behaupten wollen, dass die Leidenschaften oder gar Sünde, insofern man das verkehrte Leben in anhaltenden Studien als Sünde betrachten darf, blos und allein Ursache waren; oder wie kann man diese geistige Alienation gar mit Sünde gleichstellen; oder wie verkennen, dass diese geistige Alienation blos in leiblichen Ursachen begründet ist? — ist hier ein Grund da, der uns zu der Annahme eines primären Seelenleidens berechtigt? — oder endlich gar, wo ist hier auch nur der Schein, der uns das Recht gibt, anzunehmen, dass Seele, Leib und Lebenskraft, nur eins und dasselbe sind?" — Alles, was wir hier sagen können, ist dies: „Patient wurde erst körperlich leidend, dann geistig und das geistige Leiden stieg höher mit dem sich vergrössernden Körperleiden und Patient ist endlich blödsinnig geworden, als sein Hirnzustand stets mehr zerrüttet sich aussprach." Beobachtet man Geisteskranke gut, findet man auch die leiblichen Anomalien unbedingt immer! — aber man hat damit die Identität der Materie und ihrer Kräfte mit der Seele nicht erwiesen, da solcher Beweis ausser den Grenzen aller unserer Möglichkeiten gelegen ist, wie das hinreichend in Cap. 1 erwiesen ist.

Als Patient bereits blödsinnig war, zeigte sich dieser traurige Zustand nicht immer gleich bedeutend stark: „zu Zeiten war derselbe grösser, zu Zeiten minder, während dann, wenn sich Zustände von Aufregung unter gesteigertem arteriellen Leben einstellten, Patient sich oft sehr fröhlich zeigte und gerne und ohne alle äussere Veranlassung lachte. Ich bemerkte, dass Patient bei ruhigem Verhalten sich eine ziemlich lange Zeit besinnungsvoller zeigte, als gewöhnlich der Fall war in der früheren Zeit. Lange suchte und forschte ich vergeblich nach der Ursache einer solchen erfreulichen Aenderung zum Bessern, aber als ich dieselbe erforscht, war diese Ursache einer Aenderung eine, die nicht gut war: „Patient litt an Samenausleerungen, die aller Wahrscheinlichkeit nach freiwillig bewirkt wurden.“ Ist es gewiss, dass die früher nicht befriedigte Geschlechtslust nicht ohne Nachtheil blieb, so mussten die Samenentleerungen, sei es durch Pollutionen oder Onanie, auf den bereits so tief zerrütteten Körper um so nachtheiliger einwirken und nur zu bald bemerkte ich, dass Patient an Umfang abnahm, selbst mager wurde, die Blüthe und das hübsche Aussehn entwichen, das arterielle Leben minderte, die Aufregungen wurden seltener und der zunehmende Blödsinn gewann mehr den Anstrich und die Eigenschaften desjenigen blödsinnigen Verhaltens, wie es nach der Melancholie statt findet und von mir *l. c.* geschildert ist. — Wird man sagen können, dass Darstellungen, wie ich sie hier gebe, solche sind, durch welche die Lehren des sogenannten Materialismus gefördert werden?

§. 2.

Geschichte eines Falles von Wahnsinn, der in den ersten Stadien, ohne bis zur Acme zu gelangen, verharrte.

Patient, etliche 40 Jahre alt, von mittlerer Höhe, eher zart als kräftig, sonst aber regelmässig entwickelt, war in einer Familie geboren, welche mehr als ein Mitglied geistig erkranken sah. Die Grossmutter von väterlicher Seite, gehörte einer Familie nemlich, in der psychische Uebel zu Hause waren und ich kann nicht sagen, ob hier Wahnsinn statt fand oder Melancholie, vermuthe letztere aber, theils weil ein Glied dieser Familie durch Selbstmord endigte, wo zumeist die Melancholie im Spiele ist und theils, weil diese Familie überhaupt, wie auch unser Patient selbst, in einem Landstrich lebten und leben, wo die Melancholie mehr und öfter eintritt, als Wahnsinn, wenn letztere Form hier gleich öfter und kräftiger mindestens eintritt, als in dem tiefern Lande, wo jener Kranke geboren ist, von dem im ersten Krankenbericht die Rede war. Die Eltern dieses unseres Kranken sollen gesunde Leute gewesen seyn, mindestens starb die Mutter hochbetagt; eine Schwester des Patienten starb schwindsüchtig. Als Jüngling musste N. N. Soldat werden und die Heereszüge des Eroberers zum Theil mitmachen, und erst 1815 ist er entlassen. Patient versichert in einer Schlacht allein sieben Säbelhiebe erhalten zu haben; am Hinterhaupt sitzt eine starke Narbe, und ein Streifschuss berührte den Kopf, nach Aussage des Mannes mit der Versicherung, dass ihm alle das nicht geschadet, da er leicht und gut genesen sey.

In das bürgerliche Leben zurückgekehrt, liebte er den Genuss von Spirituosis, war sehr laut, dreist, und benahm sich zu wenig bescheiden, um nicht gar oft Anstoss zu geben und sich Feinde zu machen. Verheirathet, in friedlicher Ehe lebend, zeugte er mehrere Kinder, die bis jetzt gesund sind, allein — der Hang zu Spirituosis verlor sich nicht und die in der dann stattfindenden Aufregung begangenen Dreistigkeiten, machten Verdruss, der in Verbindung mit Nahrungssorgen, das Wohlbefinden des Mannes stets mehr entfernte. So hinlebend unter Verdriesslichkeiten aller Art, welche der sanguinische, lebhafte und nicht nachgiebige Mann nur verschlimmerte, statt ihnen zu begegnen, wird er nach einigen Jahren sehr krank, wo er namentlich an Kopfschmerzen und Gliederreissen will gelitten haben. Genesen, blieben dennoch Kopfschmerzen zurück, wobei eine Aenderung des Verhaltens sich auffallend zeigte: „er will Spirituosa, den Tabak meiden, als sündhaft und wenn der Mann jetzt durch den Besuch von Kirchen und Beten, indem er übertrieb, auffallend wurde, so begreift er nicht, wie man dergleichen missbilligen konnte, ob er gleich zugibt, dass sein häuslicher Wohlstand dadurch von ihm vernachlässigt wurde. Dieser Zustand, wo Kopfschmerzen vorhanden waren, der Mann überspannt fromm war und sein Hauswesen nicht beachtete, hielt eine ziemliche Weile an und man hatte selbst, offenbar des Kopfleidens wegen, Aderlass angewandt. Zwei Tage nach dem Aderlass begann der Mann wieder ordentlich zu essen, was er lange nicht gewollt, wohl aber oft anhaltend gefastet hatte und nun rauchte er auch wieder, aber er gab für diese, wie für frühere so auffallende Aenderungen in der Lebensweise keinen Grund an, der von ihm dann auch wohl nicht zu geben war. Etliche Tage später erschien der Mann wie wüthend, drohend, wurde thätig gegen die Seinigen und man brachte ihn in Sicherheit. Man fand das Gesicht roth, glänzende Augen; Patient nannte sich sehr krank, vom Teufel besessen, er klagte über den Bauch, er sprach in einer Rede voller Schreckensbilder; auch der Kopf that weh und man liess das Blutlassen noch einmal vornehmen. Ich habe selbst beobachtet: „Patient, durchaus Sanguinicus, wurde leicht durch jeden Widerspruch aufgeregt, hatte einen ziemlich lebhaften Puls, ein kräftiges Herz, oft ein rothes Gesicht, lebhafte Augen und bei kalten Extremitäten, fand oft und anhaltend ein zu reichlicher Blutdrang zum Kopf statt. Ohne Bildung, weit herumgewandert durch die Welt, hatte er viel gesehen und erfahren, aber zu aufgeregt, ohne Ruhe, ergoss der Mann sich gerne in beissenden Reden; er entschuldigte seine religiöse Extravaganz so extravagant, dass mit ihm durch Gründe nichts zu machen war. Der Mangel an Spirituosis, gute Pflege, Ruhe und das mit der Zeit eintretende Vergessen wirklicher und imaginärer Kränkungen, insbesondere aber das Mindern der *Plethora abdominalis*, des Hämorrhoidalzustandes und somit eine Beseitigung der Bauchbeschwerden, alle diese Umstände bewirkten, dass Patient stets mehr beruhigt, leiblich und geistig, erschien, aber seine religiösen Ansichten blieben extravagant, was offenbar in der Erziehung zum Theil begründet war. Als Patient neuen Verdruss erlebte, wurde er abermals aufgeregt, extravagant und heftig, aber auch diesmal erfolgte keine wirkliche Tobsucht und der Zustand ging vorüber. Jetzt älter geworden und ruhiger, ist immer noch bedeutende Lebhaftigkeit vorhanden, aber sonst erscheint der Mann, bis auf manche Vorurtheile, ruhig und gesund. Was sagt uns dieser Fall? — Ich benannte ihn einen Fall von Wahnsinn, der nicht bis zur Acme stieg, weil die steten Aufregungen sich offenbar zumeist der ersten Form:"

Wahnsinn," angehörig darstellen, aber wir verkennen die endemische Constitution nicht, indem die *causae remotae* wohl meist im Unterleib lagen und durch deren unbehagliche Eindrücke Patient zum Saufen gereitzt ist; unbedingt waren die nicht bis zum Gefühle der Angst gesteigerten, blos mehr unbehaglichen und peinigenden Gefühle im Unterleib, eine Ursache, weshalb der Mann geistige Getränke liebte, an die er übrigens als Soldat sich gewöhnt hatte und deren Genuss nicht wenig in Folge von Sorgen und Verdriesslichkeiten befördert ist. Also: „Sanguinicus von Constitution, mit *Plethora abdominalis* zeitig befallen, an peinigenden Bauchgefühlen leidend, sucht Patient durch Spirituosa, an die er gewöhnt ist, sich Wohlbefinden zu machen, aber er regt sich auf, was bei seinem Temperamente um so rascher und lebhafter erfolgte und wird nun extravagant, Allen zuwider und darum nicht gelitten. Nicht in Wohlstand lebend, reich an Nahrungssorgen, aber doch hochstrebend, wie dem Sanguiniker eigen ist, traten hier andere nachtheilige, aufreizende Einflüsse ein und wir wundern uns nicht, wenn der Mann in seinem Elend den Trost bei der Gottheit suchte, welchen die Welt ihm versagte und übertrieb er hier, so war eine schlechte religiöse Bildung die

Farbe, welche seiner Extravaganz den Charakter gab. Immer mehr leidend geworden, wurde sein Gehirn tiefer ergriffen, er erschien wie tobend, aber nicht lange, und ist dann nach und nach genesen, minder durch Hülfe der Kunst, als durch Ruhe, Diät und Zunahme der Jahre, die das arterielle Leben gewiss und sicher herabsetzten. Die Kopfverletzungen mögen übrigens hier nicht wenig dazu beigetragen haben, dass dieser Zustand von geistiger Verwirrung bei einem Manne eintrat, der durch Erbschaft mehr oder minder disponirt schien. Einen Zustand von Melancholie habe ich hier nach den Aufregungen nicht bemerkt, keine düstere Stimmung, aber wohl eine religiöse, die mir zuletzt nicht weiter auffiel, indem der Mann seine Lage in Ruhe zu ertragen schien, ob er gleich nicht in der freundlichsten leben mochte.

Auch in diesem Falle scheint mir die Genesis der Krankheit sich klar auszusprechen: „das Gehirn war leidend, das arteriöse System war vorherrschend, es wirkte zu kräftig ein auf das Gehirn und die *causae remotae* sehen wir deutlich im Unterleib, in dem durch seine kräftige Action sich aussprechenden Herzen und im Gehirn selbst, wo Erblichkeit und Kopfwunden die Disposition zum Wahnsinn aussprechen.“ Welche Verhältnisse die Verbesserung des Zustandes bewirkten, ohne dass eine ärztliche Behandlung hier weiter in Anschlag zu bringen wäre, das habe ich gesagt. Dass endlich auch dieser Fall keineswegs für den groben und feinen Materialismus von Werth ist, glaube ich um so weniger weiter noch anregen zu müssen, indem man mit mir überzeugt ist, dass uns die Gabe fehlt, in eine höhere Welt mit unseren Forschungen einzudringen. —

Ich habe mich mit diesem Kranken gerne und oft unterhalten, und mich nie durch seine Schroffheit abstossen lassen, was überhaupt eine Pflicht für den psychischen Arzt ist, wenn er nicht anders die Kranken böse behandeln will, da sie wahrlich nur zu oft widerlich sind. In der Zeit, wo Patient am meisten aufgeregt war, schonte er Keinen, er beklagte sich bitter und wusste das Unrecht, was ihm angethan war, so gut zu schildern, dass ich kaum den Beifall versagen konnte und hier mich überzeugte, wie die Exaltation, der aufbrausende Zustand, die Extravaganz die immer ein kranker Zustand ist, dennoch die Consequenz des Denkens, das gesunde Urtheil nicht ganz aufgehoben hatte; Zustände, die der herrliche Pinel, dessen Schrift in der deutschen Ausgabe S. 2, in Frankreich auch und gewiss öfter beobachtete, als dies in Deutschland der Fall seyn kann, weil hier die Form der Melancholie vorherrscht und sich meist in die Zustände der Form: „Wahnsinn," wie auch hier der Fall war, einmischt. Es war in der Zeit der Aufregung der Fall, dass Patient, durch seine stets gereizte Stimmung allerdings unleidlich, eine tüchtige Ohrfeige erhielt; ich habe die Ruhe bewundert, womit der Mann dieses Unrecht duldete und das Raisonnement, wodurch er seine Resignation erklärte, für einen Menschen in diesem Zustande und von solcher Bildung, trefflich finden müssen. War Patient nicht aufgeregt, mehr deprimirt, doch ohne trübe gestimmt zu seyn, so sprach er seine religiösen Ansichten aus, die mir allerdings nicht gefielen, ich aber weiter nicht beachtete, denn hier kam das Angebildete in Anschlag und mit dem *Verberare lapide* befasse ich mich nicht. Patient war einmal in meiner Gegenwart im Begriff zu essen, als er den Löffel hinlegte und seine Suppe nicht ass, auch die folgenden Speisen verschmähte. Ich fragte die Ursache; der Mann versicherte, dass eine innere Stimme ihm ein Fasten befohlen, dass er also fasten wolle, ob er gleich Hunger habe; dann sprach er über den Werth des Fastens, was mir auch recht war, und mit besonderem Wohlgefallen sah ich Abends, dass keine

Stimme sich hören liess, welche den Mann verhinderte, eine tüchtige Portion zu sich zu nehmen, die unbedingt den Verlust einer Mahlzeit ersetzen konnte. War hier nun Verrücktheit? — ich glaube das nicht, das war eine Idee, selbst eine nicht ungewöhnliche, und man begreift hier, wie es namentlich in Irrenhäusern nöthig ist, dass die Aerzte Leute von allgemeiner Bildung sind, mit allen gangbaren Ansichten vertraut, damit fixirte Maximen in Behandlung der Kranken nicht herrschend werden, indem dieselben dann ohne Schonung oft das für Tollheiten erklären, was aus Sitte, Erziehung und Meinung hervorgeht und bei aller Sonderbarkeit, doch darum keine Tollheit ist. Als ich den Mann zuletzt sprach, und scherzend manche seiner Sonderbarkeiten in Erinnerung brachte, lächelte er, besass aber hinreichenden Scharfsinn, annehmbare und berichtigende Aufschlüsse und Entschuldigungen, für seine früheren Worte und Handlungen auszusprechen.

§. 3.

Geschichte einer Melancholie, die nach einem Delirium eintrat, und unter den misslichsten Umständen durch Naturhülfe genesen ist.

In Ansehung der Gesundheitsverhältnisse der Familie, fehlt die Kunde — ich finde blos bemerkt, dass die Mutter unserer Patientinn asthmatisch war, mit Verdruss und Sorgen heimgesucht ist und in Folge dessen, zwei Jahre an Irreseyn gelitten, aber es ist nicht gesagt, ob die Mutter an Melancholie oder Wahnsinn, oder an Zuständen litt, wo die zwei Formen gemischt waren; indess steht zu vermuthen, dass die Mutter an Melancholie litt, theils weil der flache, niedrige Landstrich ihres Geburtslandes und der Aufenthalt daselbst, die zweite Form der Verrücktheit begünstigen, und theils, weil die Geistesverwirrung der Tochter — der zweiten Form gehörte.

Die neuere Zeit hat uns mit dem Wort „irre“ und „Irreseyn“ beschenkt, und es bekam Cours. Was soll das moderne Wort? — Wir irren ja alle, jeden Augenblick, der Irrthum beschleicht uns allenthalben, der beste und weiseste Mensch irrt, aber — ist es nicht unpassend, die, so sich so oft irren, die so oft in der Irre sind, diese sich Irrenden mit demselben Wort zu bezeichnen, wie die Verrückten? — Wer sich irrt, wer „irre“ ist, thut etwas, was mit menschlicher Schwachheit zu entschuldigen ist, denn Irrthum ist das Erbe der Menschen und also, wir fühlen das, passt das Wort „irre“ nicht für Verrückte! — Man sage, wenn man einen Zustand geistiger Alienation allgemein bezeichnen will „verrückt," denn das Wort „Verrücktheit" ist alt, Volkswort, anerkannt, und es bezeichnet das *genus morbi* der Geisteskrankheiten, wobei aber ferner nie zu unterlassen ist, die Formen „Wahnsinn oder Melancholie" oder die aus beiden gemischten Zustände zu nennen, um allen Ungewissheiten in der Darstellung somit zu entgehn.

Ich hielt diese Bemerkungen über ein modernes und bezugsweise sprachunrichtiges Wort für nöthig, das vielleicht eingeführt ist, weil das Wort „verrückt" scheinbar hart klingt; aber, wozu ein Wechsel, da das moderne Wort bereits gleiche Härte hat, und wir den Kranken mit allen solchen Worten nicht beleidigen, weil wir diese Ausdrücke in Gegenwart desselben selten oder nie gebrauchen; und also halten wir das bessere, richtigere alte Wort! — Nun zu dem Krankenbericht zurück! —

„Die N. N. wurde mit 15 Jahren menstruirt, war immer gesund und genoss nur wenigen Unterricht. Als Dienstmädchen lebend, erwarb die N. sich durch ihre Bravheit, die Liebe der Herrschaft. In Folge einer Erkältung erschienen die Menses in zwei Jahren nur einigemale, wo dann Fussbäder gut sollen geholfen haben, und die Menses blieben in

Ordnung. — Etwas später soll eine Liebschaft, nicht zur Zufriedenheit des Mädchens, abgebrochen seyn und nun klagte sie sehr über Schmerzen in der Magengegend, war trübsinnig und mit religiösen Gegenständen beschäftigt, weshalb sie fleissig betete und andere religiöse und kirchliche Gebote häufig ausübte; dieser leidende Zustand hat sich gebessert. Die N. diente späterhin in einer entfernteren Stadt, wo sich Folgendes zutrug: „sie war grade menstruirt, als in der Nacht Feuerlärm ausbrach, sie erschrak heftig, die Menses stockten, es trat heftiger Kopfschmerz ein, sie war in allen Sinnen verwirrt“ — die N. hat dies selbst angegeben. Aderlass, Blutegel und Schröpfköpfe halfen nicht, es dauerten die Kopfschmerzen fort, sie fühlte es, wie ihre Sinne untreu und verwirrt blieben.

Indem die erwartete Besserung nicht eintrat, so stellten sich wieder die religiösen Zweifel und Sorgen ein: „sie glaubte sich von Gott gestraft, sie hielt sich für unheilbar und klagte sich an, ihre Mutter in deren Geisteskrankheit nicht gut behandelt zu haben, was wohl nur Uebertreibung war, aus Körperangst entstanden. Die unter dem Gefühl eines Wühlens continuirenden Kopfschmerzen, die Schlaflosigkeit, die Angst — machten Patientinn unfähig zur Arbeit und deshalb ging sie nach Hause, aber Besserung erfolgte nicht; fühlte sie sich freier, ohne Kopfschmerzen, so war sie häuslich thätig, wo nicht, so lag sie stille, traurig und wie starr in ihrem Bette. Religiöse Uebungen, Beten, Furcht vor Verdammniss blieben, und müde ihres Elends, wollte sie sich verhungern; später machte sie den Versuch, sich zu erhängen, wurde gerettet, bedauerte das Nichtgelingen dieser Versuche, aber wiederholte dieselben nicht.

Der kranke Zustand der N. blieb fortan dauernd; immer klagte sie heftigen Schmerz im Kopf, in der Scheitelgegend, die sie gerne und anhaltend mit den Händen bedeckte; Schmerzen in der Magengegend, im Unterleib überhaupt, sind nicht mehr vorhanden, sie werden nicht weiter empfunden, seit der Schmerz im Kopf an Heftigkeit zunahm, wie Patientinn selbst angibt. Die N., sonst voll, sonst blühend, sieht im Gesicht eingefallen aus und veraltert; ihre Haut ist trocken, die Augen sind trübe und sondern zu Zeiten, besonders am Morgen, Schleim aus; Appetit nur zu Zeiten gut, Sedes selten regelmässig, Menses sind nicht vorhanden mehr. Die Pulse klein, kaum fühlbar; der Herzschlag ist äusserst unkräftig; die Temperatur der Kranken ist meist sehr niedrig und sie friert leicht; man sieht in allen Erscheinungen, wie das Arterienleben tief darniederliegt. — Von einer ärztlichen und psychischen Behandlung habe ich weiter nichts mitzutheilen und nur zu bemerken, dass Patientinn anhaltend und angestrengt, als Wäscherinn, gearbeitet hat, wobei sie den Erkältungen sehr ausgesetzt war, während überhaupt Güte total fehlte. Tief melancholisch, stets in Angst, jammernd, stets über Schmerz im Scheitel klagend, sich in Ecken hinkauernd, wenn es nur möglich war, dauerte der elende Zustand — Jahre lang. Wahrscheinlich in Folge einer Erkältung, trat eine plötzliche Aenderung in dem Zustande der Kranken ein; sie wurde lebhafter, man fühlte die Arterien, die Pulse lebhafter wieder, Patientinn war fieberhaft und dieser Zustand trat mit Frost ein — Cap. 5. §. 13.—, die Frostanfälle continuirten, Hitze und Fieber steigerten sich unter Delirium meist gegen Abend, und es war sichtlich, dass die *vis naturae medicatrix* hier erwacht war, das tief gesunkene Hautleben zu heben, die Arterie zu wecken, die Venosität zurückzusetzen, kurz, die anomalen Relationen der Systeme aufzuheben und somit diese Kranke zu genesen.

Wie es nicht gut ist, da, wo ein Analogon der

Intermittens waltet, wie es offenbar bei Geisteskranken nicht selten ist, *febrifuga* zu geben, ist einleuchtend; der Gebrauch solcher Mittel sagte natürlich nicht gut zu, Patientinn begann danach heftiger zu deliriren, sie phantasirte furchtbar, und unter heftigem Blutdrang zum Kopf, erfolgte ein sehr bedeutend gereitzter Hirnzustand, die Kranke sah jetzt nur Feuer, allenthalben brannte es, die Flammen leckten an allen Wänden empor und ihre Angst war so grausam, dass sie um nichts flehte, als den Tod. Der kräftige Leib widerstand dem übeln Zustande, sie besserte, blieb aber melancholisch; indess — mehrere Zeit später traten die Menses wieder ein, Patientinn blühte wieder auf, ihr Puls wurde kräftig, Noth, Angst, religiöse Zweifel wichen, sie belachte ihre Sorgen, deren Thorheit sie einsah und — war somit genesen, wofür die N. dem Himmel noch dankbar ist. Das Befinden der N. ist nun seit einigen Jahren ungestört geblieben; in 1835 litt sie etwas an Fussgeschwulst, die sich meist in Folge einer thätigeren Lebensweise entfernte; sie ist sehr corpulent geworden, nicht verheirathet und sorgenlos lebend, ist jenes zu erklären, aber auch daraus, dass die N. jetzt circa 36 Jahre alt ist, wo bei Frauen die Corpulenz beginnt und, wie hier der Fall war, auch die Menses mindern. Beide Umstände machten die N. im Sommer 1836 besorgt; zugleich klagte sie schmerzliches Gefühl in der Magengegend, unregelmässige Sedes, Flatulenz und etwas Fussgeschwulst. Ein Aderlass von reichlich 4 ℥, wodurch schwarzes Blut ausgeleert ist; ein Thee von *herba Melissae;* der Gebrauch von *Cremor Tartari* und hinreichende Bewegung, nebst der Entfernung von Tropfen oder Bitteres gegen den Magenschmerz, — das waren die Mittel, welche die Unpässlichkeit bald hoben und es ist mir eine Freude, sagen zu können, dass das Befinden dieser braven Person jetzt durchaus ein gutes ist. —

Und was lehrt uns nun dieser Fall? —

„Vorerst sehen wir Erblichkeit oder verkennen nicht, wie die Individualität einer Constitution, dem flachen und tiefen Lande eigenthümlich, hier Einfluss hat, was uns sagt, wie gut es ist, Kranke der Art in eine Gegend zu schicken, die solchem Leiden nicht günstig oder doch minder günstig erscheint und das ist dann oft die beste Arznei. Obgleich die Menses 2 Jahre kaum erschienen sind, blieb die noch sehr jugendliche und kräftige N. gesund; indess scheint es, als ob diese Anomalie, wo *Plethora abdominalis* unvermeidlich war, auf die Ganglien und Nerven des Unterleibs nachtheilig einwirkte — wie?

aber, das bliebe noch zu erforschen. Als später, nachdem die Menses wieder in Ordnung waren, Gram und Kummer einwirkten, erscheint bald das Leben der Bauchnerven alienirt, es wird zu lebhaft, die Magengegend schmerzt, und das Hirnleben wird antagonistisch herabgesetzt, das Denken mindert, Patientinn kann ihren Zustand nicht mehr würdigen, sie wird trübsinnig, leidet Bauchangst und zeigt religiöse Scrupel, denn sie hat allein nur religiösen Unterricht genossen, daher sie hier die Mittel suchte, um ihren Zustand zu erklären: „hätte sie den Magnetismus gekannt, so würde sie vielleicht ihre Noth den magnetischen Einflüssen böser Menschen zugeschrieben haben!" Dass der Schrecken bei Feuerlärm, die Unterdrückung der Menstruation, den zweiten Anfall veranlassten, ist einleuchtend; dass hier eine bedeutende Hirnaufregung statt fand, die rasch in Lähmung überging, ist unbedingt gewiss; dass das Blutlassen hier unpassend gewesen, dass es den Zustand von Hirnlähmung und somit den melancholischen Zustand förderte, das vermuthe ich deshalb, weil die Heftigkeit der einwirkenden Ursachen wohl ein schnelles Sinken des Arterien- und Nervenlebens durch sich nothwendig machten. Die Kopfschmerzen waren offenbar blos nervöse, nie entzündliche und wohl nur Reflexe vom Bauch; ich habe sie Jahre lang beobachtet, nie war der Kopf heiss, es fand kein Blutdrang zum Hirn statt, je wohler Patientinn war, je weniger klagte sie und es scheint mir, als ob N. die Bauchangst, die sie in gelinderer Leidenzeit klagte, in der schwereren auf den Kopf bezog: „mindestens schwand mit der Genesung diese Klage völlig, die jetzt Gesunde leidet nicht am Kopf und müsste es, wenn die Jahre anhaltend gewesenen Klagen der Kranken, Realität gehabt hätten. Cap. 5. §. 9. Dass Patientinn träge, unfähig zur Arbeit wurde, ist da immer, wo Arterien- und Nervenleben daniedersinken; dass ihre Angst und Noth selbstmörderische Versuche herbeiführten, ist begreiflich und ebenso, dass sie dieselben nicht öfter und raffinirter erneute, wo sie ihr leicht bei Mangel an Aufsicht gelungen wären:“ es fehlten hier bedeutende arterielle Aufregungen, die das Gehirn arteriell reitzen und einen Anfall von Wahnsinn bereiten konnten, wo der Muth der Exaltation sich mit der Melancholie-Angst verbindet und den Moment bildet, wo in tollem Angst-Muthe — der Mensch sich mordet oder auch Andere. Der heftige Fieberzustand scheint in seinen Folgen gut gewesen zu seyn; immer trat später unerwartet die Menstruation als glückliche Krise ein und in deren

Folge ist die N. genesen und lebt nun seit Jahren in Gesundheit.

Ich habe die Entstehung, die Ursache der Dauer und die Ursache der Genesung so gut geschildert und körperlich nachgewiesen, als ich es nur zu thun vermag; ich habe die körperlichen Zustände, welche als Ursachen einer Unterdrückung des Seelenlebens sich darstellen, geschildert und also hier gezeigt, weshalb Patientinn geistesschwach wurde. Die in dem Standpunkte ihrer Bildung liegende Bedingung der Art der Interpretation der körperlichen Angst, die so oft fälschlich für Gewissen genommen ist, habe ich geschildert; ich habe, es kurz zu sagen, den Zustand rein vom Standpunkt der Naturforschung erklärt und nichts von dem gebraucht, was man gewöhnlich Philosophie und Metaphysik nennt. Und habe ich nun alles blos somatisch erklärt, so frage ich dabei: „ist meine Erklärung nun materialistisch? — habe ich hier ein *animal bipes rationale*, eine Uhr, ein Thier in Menschenform, eine Maschine, eine nobilitirte oder vergöttlichte Materie — geschildert, erwiesen? — Ich glaube das nicht, ich habe blos im Bereich des Materiellen an uns so gut geforscht, als ich dazu fähig bin und mehr that ich nicht! — ich habe nichts von der Seele oder Vernunft in Rücksicht ihres Wesens entdeckt, es blieb mir unbekannt, dasselbe aber wird, das glaube ich, die Vernunft nie entdecken, nie sich selbst erklären können, sie wird immer hier im Nescio bleiben und die bedauern, welche materialistische Schlüsse machen, deren Prämissen nicht einmal falsche sind, denn sie existiren nicht und jene Schlüsse sind also blosse thörigte Machtsprüche.

Interessant bleibt auch hier die Beobachtung, dass die N. sich ihres Zustandes lebhaft erinnert; sie weiss Alles, was mit ihr geschehen ist, selbst aus den schlimmsten Zeiten — nichts ist ihr entgangen und interessant ist ihre Schilderung der Personen, wie sie dieselben in ihrer Krankheit auffasste. Sie lacht über die thörigten Ideen, mit denen sie sich hat befassen müssen; sie meint, dass Niemand härter könne gestraft seyn, als der solches Leiden erdulden müsse und das besonders deshalb, weil bei aller Narrheit hinreichende Klugheit und Ueberlegung nur zu oft vorhanden sey, um einen solchen Zustand mehr als unerträglich zu machen. Und gewiss, so wie es hier der Fall ist, ist es nur zu oft, als dass es uns je sollte möglich seyn dürfen, den Grundsätzen eines P i n e l und C h a p t a l, in Behandlung der Geisteskranken entsagen zu können.

§. 4.

Geschichte eines Falls von Wahnsinn, der ziemlich als ein reiner Fall der Art dasteht, und der in Blödsinn überging, wo Patientinn ein Bild der Moria war.

N. N. reichlich in den 40ger Jahren, ist in einer flachen, dabei aber doch ziemlich hohen Gegend geboren, die den Ueberschwemmungen nicht ausgesetzt seyn soll und die, soviel ich erfahren konnte, überhaupt eine gesunde ist. Die Familie der N. N. soll in der aufsteigenden Linie gesund gewesen seyn, indess hat die Mutter der Patientinn in den Jahren, die der Beendigung der Menstruation kurz vorausgehn, einen Anfall von Melancholie erlitten, in welchem sie einige Zeit verharrte, tiefsinnig, furchtsam war und dann völlig sich erholte. Unsere Kranke war als Kind aufgeweckt, gelehrig und überhaupt brav und gut, was sie blieb. Mit 15 Jahren menstruirt, blieb diese Function regelmässig; verheirathet, lebte sie bei mässigem Auskommen friedlich und gebahr zehn Kinder, von denen bemerkt wird, dass einige an Rachitis, Scrofeln, Convulsionen litten, welche Verhältnisse, sowie das Leiden der Mutter und der Zustand der Kranken selbst, uns die Angabe einer gesunden Abstammung der N. N.

mit Recht zweifelhaft machen. Es ist noch zu bemerken, dass die Kranke in Zeiten, wenn sie säugte, menstruirt war, wo sie dann in einen Zustand von Schwäche verfiel, welcher ein zeitiges Entwöhnen des Kindes nöthig machte. War der Gesundheitszustand der N. N. im Ganzen leidlich gewesen, so traten endlich, wobei keine Ursache bemerkt ist, Kopfschmerzen ein, die Monate lang anhielten; der Zustand war, heisst es ferner, fieberhaft; es erfolgte eine reichliche Menstrualblutung, der *fluor albus* nachfolgte, wonach ein Irreseyn eintrat, worunter wir unbedingt einen Anfall von Wahnsinn zu verstehen haben, keine Melancholie, denn: „Patientinn war laut, thätig, wollte die Ihrigen an die Arbeit stellen, ob es auch Nacht war; sie sang, schwatzte, war unruhig, wollte sich gerne entfernen. Etwas später erschien sie einige Zeit mehr besonnen, aber die Aufregung erneute sich, sie war wild, unruhig, schlug um sich und warf alles fort u. s. w.“ Die hier in Anwendung gesetzte kühlende Behandlung — Aderlass, Blutegel, kalte Umschläge u. s. w. sollen den fieberhaften Zustand gehoben haben, aber die Verrücktheit blieb. Man bemerkte ein Pulsiren der Carotiden, harte Sedes, rothen Urin, Schweiss in der Nacht, Schlafmangel; je müder von Singen und Schwatzen sie wurde, je ruhiger und minder verrückt war sie am Abend; die Menses blieben in Ordnung. Patientinn that in ihren Reden gerne vornehm, nannte sich zuweilen eine Princessinn oder auch Gräfinn, was auch ich zuweilen hörte, sowie auch, dass sie zu Zeiten ihre Extravaganzen mit Bibelstellen belegte oder bewahrheiten wollte: „in einer ehemaligen Residenz geboren, und frühzeitig mit den heiligen Schriften bekannt gemacht, entlehnte Patientinn aus solcher Kunde, die Ideen, welche sie in ihrer Extravaganz aussprach. Patientinn blieb in den Jahren, in welchen ich sie beobachtete, durchgehends aufgeregt; oft war ihre Temperatur sehr erhöht, ihr Gesicht roth, leicht schwitzte sie und oft that sie, als ob der Athem beengt wäre; das Herz und arteriöse System waren häufig erregt, das Blut drang dann etwas zu reichlich zum Kopf, die Augen waren lebhaft, Zähne und Zunge rein, das Innere des Mundes oft hochroth und nun war Patientinn sehr aufgeregt, leicht erzürnt, böse, beleidigt, sie schwatzte — oft mit sich allein, klagte und weniges schien ihr gut, denn sie sey eine vornehme Frau und scheere sich — hier wurde ein Schnippchen geschlagen und wohl die Brust geklopft, oft recht derbe — nicht um diesen oder den, oder die ganze Welt; und mit Recht, sie war sich jetzt Alles; mit vornehmen Ideen bekannt, dazu so aufgeregt, war sie glücklich in ihrer exaltirten Phantasie und es war recht komisch, wenn sie „die vornehme Dame“ meist ohne Widerspruch in Hausarbeit beschäftigt, diese quittirte, um gelegentlich eine sonderbar graciöse Verbeugung zu machen oder in wunderlicher Phrase ein Compliment anzubringen. Als Gegenstück zu diesem aufgeregten Wesen, war es nicht selten der Fall, dass sie nach solchen stärkeren Aufregungen — plötzlich zu weinen begann und oft so arg, dass das Wasser deutlich und in Menge aus den Augen floss. Eine Ursache solcher Trauer lag in der Depression nach der Aufregung; oft war das Weinen bald vorüber, dann war wieder die Lustigkeit da und oft schien es, als weine sie blos aus Narrheit. — Patientinn litt ziemlich bedeutend an einem Kropf und indem sie deshalb nicht gerne ihre Mütze festband, bewegte sich diese beliebig, was bei der wunderlichen Haltung und Lebhaftigkeit, dieser sonst gutmüthigen Person einen Anstrich gab, der sie fast jedem sogleich als complette Närrinn bezeichnete. — Die Schädelpartie des Kopfs war ziemlich gross, klein die des Gesichts; sie war mager, schwächlich, zart gebaut und ihr ganzer Zustand deutete auf jenen hin, den man gewöhnlich mit dem

Ausdruck „Nervenschwäche," zu bezeichnen pflegt. Sie wurde nicht genesen, es erfolgte Krise in den Blödsinn, der ob des komischen Verhaltens dieser Frau, gewöhnlich *Moria* genannt wird. War unbedingt ein kranker Turgor der Theile im Innern des Schädels, anfangs allein die Blödsinnsursache, so fanden sich später organisch tiefer begründete Anomalien ein, wo namentlich Verwachsungen der Häute erfolgten, daher bei den Aufregungen und Anstrengungen zur Arbeit, heftige Kopfschmerzen eintraten; der Appetit minderte später und sie klagte Magenschmerz; nun folgten die Zeiten meist, wo Patientinn in Thränen zerfliessen wollte.

Und wie aufgeregt die N. N. auch war, wie stumpf wieder in anderen Zeiten, wie närrisch, abgeschmackt und wunderlich Reden und Benehmen waren und blieben, so hatte man nur nöthig mit der Geduld eines Pinels sich um diese Frau zu bemühen und gewahrte jeden Augenblick, selbst unter den vollsten Aufwallungen, die im Hintergrunde verborgen und verdeckt liegende Vernunft. Die Lamettristen, die nur eine Materie decretiren, werden hier unbedingt folgern, dass die von ihnen vergötterte Masse die höchsten Wunder erschliesse, indem sie zugleich toll und klug sey! — nun, wir haben unbedingt ein

Hinreichendes gesagt, um solche Thorheit zum Voraus gewürdigt zu haben! —

Die Genesis dieses Zustandes, die Ursachen des auf den acuten Zustand folgenden Blödsinns, zeigen deutlich, dass die geistige Anomalie nur aus Körperleiden entstanden ist; wir bemerken, wie auch im Unterleib hier *causae remotae* sich zeigen und sehen somit abermals, dass dieselben in flachen Gegenden, in jenem Körpertheil gerne weilen und dass durchaus reine Fälle von Wahnsinn bei uns selten sind. In der praktischen Beziehung fragt es sich, ob die antiphlogistische Behandlung auch wohl passend und gut war? — ob nicht eine anderweitige Behandlung hier passender gewesen wäre? — können wir die antiphlogistische Curart in Geisteskrankheiten nicht entbehren, so ist soviel gewiss, dass ein unrichtiger Gebrauch hier höchst nachtheilige Folgen hat und suchen wir also zu forschen, wie die Sache sich möglicher Weise verhalten hat. — Den sogenannten nervenschwachen Personen, die zart constituirt sind und an Erschöpfung mehr oder minder leiden, bekommt reichliches Blutlassen nicht zum Besten und es schadet durchaus, wenn die Reproductionskraft blos nur noch als eine Conservative des Bestehenden, erscheint; es versteht sich, dass Umstände die Sache ändern, z. B. wirkliche active Entzündungen. — Bedenken wir hier, wie die N. N. durch Wochenbette, Säugen von 10 Kindern bei bestehender Menstruation, bei ohnehin unkräftiger Organisation, nicht wohl eine kräftige Vegetation aufzuweisen hatte und wie eine reichliche Menstruation dem Ausbruch der Verrücktheit vorausging, so war hier gewiss keine *plethora* da, wohl aber mochte vom Unterleib aus, das Blut einen vermehrten Impuls zum Kopfe erhalten haben — es war gewiss *plethora capitis arteriosa* da und eine bedeutende Hirnreitzung, keine Hirnentzündung war vorhanden, so wie denn Hirnentzündung eigentlich nicht existirt, wohl eine der Häute, der Kopfblutgefässe und *plethora* der Hirnmasse, die noch nicht Entzündung ist. Also *plethora capitis*, Reitzung des Hirns und der Hirnhäute, unter Blutdrang zum Kopf, waren da, aber es fehlte unbedingt allgemeine *plethora*; ja, wir wissen, dass unter Congestion und Reitzung, das Delirium so wie hier, am stärksten ist und so scheint es, als habe man durch Einwirkung auf den Darmkanal, durch laue Halbbäder mit kalten Kopfumschlägen und höchstens durch Blutegel an die Nase, das Delirium zu mindern gehabt; man hätte sehen sollen, ob nicht Essignaphtha mit Wasser oder Thee von Melissen, alles dies schwach gereicht, Blähungen hätten entferpen müssen und wäre es nöthig gewesen, das Nervensytsem in seiner Thätigkeit herabzusetzen, um dadurch dessen aufregenden Einfluss auf das Arteriensystem und somit die excessive Lebendigkeit des Bluts zu mindern, so haben wir *Tinctura strammonii* und *herba digitalis purpureae* in der Art anzuwenden, wie in der Pathologie und Therapie gezeigt wurde, um die Nachtheile einer nicht angezeigten Blutausleerung zu vermeiden: wie schädlich das Blut unter Umständen für einzelne Organe werden kann, so vergessen wir nicht, dass es Lebensquelle ist und für das Gehirn namentlich das natürliche Erregungsmittel, dessen beschleunigter Verlust eine Hirndepression bis zur Lähmung, also Blödsinn, leicht hervorruft. Ist es dahin gekommen, bleibt dann auch, wie hier, die Person sanguinisch und arteriös, so bleibt der Zustand doch oft unheilbar und grade die andauernde Arteriellität fördert die Umwandlungen im Gehirn. — Pathologie und Therapie S. 286 ff, sowie S. 341 u. s. w. Die Behandlung in ärztlicher und psychischer Hinsicht, welche hier überhaupt statt fand, kann ich nicht mittheilen; die Bemerkungen, welche mir nicht überflüssig schienen, habe ich alle ausgesprochen.

Die Erblichkeit, wovon man bei Geisteskrankheiten gerne spricht, so hier, und die man so sehr fürchtet, findet erwiesen statt; aber es fragt sich, ob nicht sehr oft climatische Einflüsse mit der Erblichkeit verwechselt werden? — In Familien, wo Cachexien herrschen, Nervenübel und chronische Zustände walten, bei denen die gute Relation zwischen den Systemen fehlt, da werden sich, durch climatische Einflüsse auf die Organisation, endlich Zustände bei einzelnen Mitgliedern der Familie bilden, in welchen auch das Gehirn in den Kreis des kranken Lebens eindringt und die Disposition zur Verrücktheit ist da — *l. c.* Cap. 3. S. 82 u. s. w. — Ich glaube mehr als einmal beobachtet zu haben, dass sich auf solche Weise in Familien die Geisteskrankheiten ausbildeten; ich kenne bis jetzt immer geistesgesund gewesene Familien, wo jetzt viele Mitglieder Melancholiker sind und ich fürchte, dass in einer folgenden Generation der Wahnsinn nicht ausbleiben wird. Ich habe kürzlich einen Mann von noch nicht 30 Jahren beobachtet, den Sohn eines Vaters und einer Mutter, welche an Zuständen litten, die man Nervenschwäche, Hysterie und Hypochonderie nennt. Der Sohn, immer noch blühend, war seit frühe sehr lebhaft, verliebt und lebte deshalb liederlich, aber nicht im Uebermaass und nie war er mit Lues behaftet. Als er in 1836 einige Zeit sich mit einem Weibe sehr befasst hatte, wurde er leidend, hat allenthalben Schmerzen, Ziehen in den Gliedern, Zittern, selbst Zuckungen, er ist nicht fähig zu Anstrengungen, kann oft nicht gehen, wird oft wie ganz betäubt — u. s. w.; man nennt das Hypochondrie, aber es ist ein übeler Zustand, ein Nervenübel, ein Zustand von Disharmonie in der Organisation hier vorhanden, der nicht zu heilen, höchstens zu beschwichtigen ist. Der Mann, wenn er wohler wird, will heirathen; sollte bei seinen Kindern, zeugt er deren, nicht auch das Gehirn in den Kreis des anomalen Lebens eindringen? — ich glaube es. Bleibe ich in der Nähe, so lasse ich jene Fälle nicht ausser Acht und erlebe ich eine spätere Zeit, dann werde ich das weiter sagen, was kommen wird und ich beobachte. — Dass übrigens die Gesundheit in Familien zurückkehrt, in denen Geisteskrankheit einst herrschte, ist eben so wahr und selbst historische Thatsache; Verbindungen mit gesunden Familien und überdem Wechsel des Aufenthalts, statt Thalland ein Bergland oder umgekehrt, das sind hier die wichtigsten Momente und besten Arzneien.

§. 5.

Geschichte eines Falls von Wahnsinn in der Pubertäts-Periode, welcher in Blödsinn überging.

Der Kranke, ein junger Mensch von circa 20 Jahren, ist die Gutmüthigkeit selbst und dabei ist er nun so furchtsam geworden, dass es damit ein wahrer Jammer ist. Das Kind ganz armer Eltern, wurde ihm und seinen Geschwistern nur eine kümmerliche und schlechte Pflege zu Theil, und wenn 2 Geschwister schwächlich blieben, so soll eine Schwester in der Entwicklung verkümmert seyn. — Gut, folgsam und gelehrig, war er stets stille, in sich gekehrt und es hatte hier die so drückende und ärmliche Lage offenbar den ersten Einfluss. Beschäftiget bei einem Handwerk und gewiss nur ein Kleines verdienend, suchte er dennoch die Noth seiner Eltern zu erleichtern. Die sitzende Lebensart, welche er führte, vereinte sich offenbar mit den vorausgegangenen ungünstigen Umständen und der junge Mann wurde leidend; bedenken wir, wie dieser Mensch unter Noth und Elend aufwuchs, so ist es höchst wahrscheinlich, dass die Entwicklung des Geschlechtslebens auch erst in dieser Zeit eintrat, was ich nicht angegeben finde, aber unbedingt ist es und muss es so seyn. Dass übrigens das Geschlechtsleben auch jetzt nicht erwachte, d. h. nicht völlig, ist gleichfalls wahrscheinlich, wenigstens blieb Patient in dieser Beziehung stets indifferent, er zeigte nie wollüstige Triebe, von Onanie, von Pollutionen ist mir nie etwas verlautet und so wundern wir uns nicht, wenn zuerst eine Verstimmung der Bauchnerven folgte, wonach Blutdrang zum Kopf eintrat unter geistiger Verwirrung. Genug, der junge Mensch war in seinem Handwerk thätig, als er von sogenanntem hypochondrischen Zustande befallen wurde und in seiner Angst wähnte, dass ihm der Teufel Visiten abstatte. Später traten Congestionen zum Kopf ein, er verlor den Schlaf und fing nun an zu deliriren, ja — laut Angabe — entwickelte sich sogar die *acme morbi*, der Wahnsinn trat auf seine Höhe, Manie, selbst eine *mania furibunda* soll dagewesen seyn; ein Zustand, der übrigens bei uns nicht eben häufig ist. Nun soll der Zustand sich langsam zurückgebildet haben, es erfolgte ein *lucidum intervallum* von einigen Wochen. Angst und Schrecken machten den Kranken recidiv; die ärztliche Behandlung blieb ohne Resultate, und ich will sie nicht schildern. Ich habe den Kranken lange Zeit im Zustande des Blödsinns beobachtet, und selten nur ein Wort aus seinem Munde vernommen, denn er war stumm wie das Grab. Patient ist von kleiner Statur, ich habe in seiner körperlichen Bildung keine Anomalien bemerkt und eben so auch keine Desorganisationen der übrigen Organe entdeckt, während das Gehirn, das Nervensystem und Blutsystem in Folge des acuten Zustandes die leidend gebliebenen Partien abgaben. Patient nahm, als ich ihn zuerst sah, äusserst kräftige und reitzende Arzneien ein, wobei er bedeutend angestrengt arbeiten musste. Die Pulse der Radialen und Carotiden fand ich hier fast anhaltend voll, gross, kräftig, aber nicht beschleunigt; die Carotidenpulse überwogen an Kraft und Fülle die Radialen weit stärker, als normal ist, das Herz agirte kräftig, und so bemerkte man sogleich, dass die *plethora capitis* und eine gesteigerte Vegetation des Kopfs bedeutend waren. War Patient an allen Körpertheilen warm, so war der Kopf der wärmste Theil, derselbe war dick, voll, aufgetrieben im Gesicht, dieses blühte, war roth und glühte zu Zeiten, die rothen Ohren waren warm, die Augen glänzten, Zähne und Zunge waren rein; war Patient unter guter Pflege, in Absicht auf Essen und Trinken, am übrigen Körper nicht mager, so entsprach die Fülle hier, doch nicht der des hypertrophirten Kopfs. Waren die Augen lebhaft, so bemerkte ich dann, wenn reitzende Arzneien, kräftiges Arbeiten und Hitze der Atmosphäre vereint eingewirkt hatten, die Augen oft roth unterlaufen und den Kopf so heiss, dass seine Berührung widrig war. Patient klagte nicht, er blieb stumm, aber leidend war er: ein Blick, ein Wort und er zitterte; er stand, wo er stand, aber liess sich schieben an die Arbeit und arbeitete nun fort, wie man es beliebte und so lange, als man es wollte; sollte er essen, so ass er, und nur zu Zeiten erschien er widerspenstig, aber das war leicht zu besiegen. Stets den Blick senkend, war die einzige Andeutung, wie er sich leidend und unglücklich fühle, ein Blick so leidend, wie ich ihn nie in Natura, oder durch Kunst gebildet in Gemälden, gesehen habe. Der stumme Mensch zeigte in seinem Benehmen nur hohe Angst, er that, was man wollte, gut — und wenn sich in irgend einer Weise hier Verrücktes aussprach, so fand ich es nur in der vollendeten Willenslosigkeit, der vollendetsten Ergebung in fremden Willen: Patient war blödsinnig und weshalb, aus welcher Ursache? — Das Gehirn war hier über das Normal turgirt; da dieser abnorme Turgor lange gedauert hatte, und selbst unterhalten war, so war Hypertrophie der Hirnmasse schon vorhanden, die Gefässe in den Häuten und in der Hirnsubstanz strotzten von Blut, diese Gefässe und die Sinus waren unbedingt schon erweitert, was so leicht ob Mangel der fibrösen Haut bei Kopfarterien erfolgt und — so wundern wir uns unter solchen Umständen nicht, wenn das im Schädel eingeengte Hirn seine Funktion einstellte, wenigstens die organische Hirnfunktion zu tief erlahmte, dass hinreichender Seelenausdruck konnte erfolgen, während diese Funktion noch hinreichend blieb, das vegetative Leben zu erhalten. Dass hier inzwischen das letztere bedroht war, zeigten der ganze Zustand: das Zittern und die so vollendete Willenslosigkeit, sammt Angst. Berücksichtigen wir die traurige Lage des Jünglings, wie sie immer da war; die Entstehung seiner Krankheit in einer retardirten Pubertäts-Periode; berücksichtigen wir, dass Patient in einer tiefen Landschaft geboren, wo Melancholie zu Hause ist und ein melancholischer Zustand dem Wahnsinn vorausging, so begreifen wir gleich, dass hier, wo in Folge eines Zustandes, welchen ich beinahe einen chronisch-acuten nennen möchte, das Hirn so tief erkrankt war, das Leben des Bauchnervensystems um so lebhafter nothwendig musste erwacht seyn. Unfähig zu denken, von lebhaften, beängstigenden Bauchgefühlen gequält, nicht im

Stande, seinen Zustand zu beurtheilen, war eine stumpfe Gleichgültigkeit nothwendig: „wir sehen, wie die irrten, die solchen Zustand sogar, als einen selbständigen schildern; wir sehen, wie nöthig das Studium der Psychiatrie ist, und sehen auch, wie das Gehirn in einzelnen Fällen den ungünstigsten Einflüssen widerstehen kann, denn wie tief hier die geistige Apathie war, so bemerken wir keine tolle Handlungen und verrieth kein Wort es, so war das Auge zu Zeiten der schönste Zeuge der hier noch harrenden Vernunft. Ich habe, als ich den Kranken, eine kurze Zeit lang, zur ärztlichen Behandlung übernommeu hatte, alsbald den Gebrauch der reizzenden und roborirenden Arzneien eingestellt und ebenso das starke Arbeiten, daher der Einfluss der warmen Witterung u. s. w. auch moderirt wurde. Die Einwirkung war bedeutend: „die Aufregung im Blutsystem beschwichtigte sich, die Geschwulst des Kopfs minderte, die Röthe gleichfalls — genug, der Kranke war besser und indem ich sein Vertrauen unbedingt zu gewinnen wusste, erschien er freimüthiger, aber stumm, blöde blieb Patient; dieses passendere Verfahren war ohne Dauer und es konnte nicht genug geschehen, die Integrität des Gehirns nach der Möglichkeit zu restituiren. Bei einer erneuten roborirend-reitzenden Behandlung erneute sich der frühere Zustand; als jenes Verfahren indess bald eingestellt wurde, da erfolgte dennoch keine Besserung mehr und würde auch bei der rationellsten Behandlung nicht erfolgt seyn, indem die Anomalien im Kopf durch Verwachsungen der Häute, Adhäsionen, Exsudate, Verengerungen der Hirnhöhlen, zu starke Compression der Zwischenräume zwischen den Gyren offenbar zunahmen und es ist bis jetzt noch nicht gelungen, solche Zustände zu heben; indess, die Natur vermag hier viel und wenn unser Blödsinniger, den ich seit reichlich drei Jahren nicht mehr beobachtet habe, in ruhiger und günstiger äusserer Lage indess geweilt hat, so möchte ich fast glauben, dass sein Zustand sich nicht viel wohl, doch immer noch Etwas zum Bessern gestalten möchte. Ich werde, wo möglich, in einer spätern Zeit, diese Krankengeschichte noch einmal bearbeiten und dann vielleicht ein End-Resultat geben können, da dieselbe allerdings ganz dazu geeignet ist, uns über das Wesen der Geisteskrankheiten einen nicht unwichtigen Aufschluss geben zu können.

Und wie tief nun in diesem Falle das Seelenleben auch gesunken war, so sehen wir wieder, dass es noch im Hintergrunde gleichsam verharrte; und wie möglichst genau hier auch die körperlichen Bedingungen sich aussprachen, unter welchen die melancholische Verstimmung, dann der Wahnsinn eintraten, dieser verharrte und dazu in Folge des Zustandes von Hirn- und Bauchnervensystem, eine geistige Apathie trat, die fast allen Willen, alle Selbständigkeit aufhob, so begreifen wir dabei, dass nichts uns berechtigt, sagen, mit Grund sagen zu können, wie Seele, Leib und Lebenskraft nur Eins sind; solche Forschungen, wir sehen das, müssen uns mit dem Verhalten des Körpers und den bedingenden Ursachen der geistigen Anomalien bekannt machen, insofern diese Forschungen gut sind, aber nimmer geben sie uns Aufschlüsse, die über unsere Sphäre reichen! — ich wiederhole es, dass alle das Materialistische, was man hier deduciren, behaupten zu können glaubte, blos nur auf Machtsprüchen beruht und da ein solches Verfahren in der Arzneikunde mehr geübt wurde, als gut ist, so ist die Arzneikunde zu ihrem Nachtheil mehr aus dem Gebiete der Naturforschung gewichen, als mit ihrem Bestehen verträglich ist; in das Gebiet der blossen Speculation zu oft und weit vorgedrungen, hat letztere sich es wieder erlaubt, die missbrauchte Arzneikunde zu bewitzeln, aber wie man sich auch lustig machte, die gute Arzneiwissenschaft trifft nimmer der Spott.

§. 6.

Geschichte eines Falls von Wahnsinn, der genesen ist; nebst Beobachtungen und Reflexionen über psychische Zustände verschiedener Art. —

In Bezug auf die so eben gegebene und auf diese Krankengeschichte, erlaube ich es mir, aus der bekannten Schrift des trefflichen Dr. Philipp Pinel folgende Stelle mitzutheilen:

„Die unwandelbaren Gesetze der animalischen Oeconomie, die ich sowohl in Geistes- als in anderen Krankheiten beobachtet habe, setzten mich durch ihre Gleichförmigkeit in Erstaunen, und ich habe von Neuem die unerwarteten Heilkräfte der sich selbst überlassenen, oder klug geleiteten, Natur beobachtet, was mich in dem Gebrauche der Arzneimittel immer sparsamer bis zu dem Grade gemacht hat, dass ich damit endigte, gar keine anzuwenden, ausser da, wo die Unzulänglichkeit der moralischen Mittel ausser allem Zweifel lag. Ich huldigte aufs Neue der weisen und tiefbegründeten Maxime des Dr. Grant, dass man „Krankheiten durch Hülfe der Kunst nicht heilen könne, wenn man nicht zuvor ihren Ausgang kennt, den sie, den blossen Bemühungen der Natur überlassen, zu haben pflegen."

Patient, dessen Krankengeschichte ich hier mittheile, ist in einer flachen, niedrigen, den Flussüberströmungen ausgesetzten Gegend geboren. In der Familie existirten nie, soviel man weiss, Geisteskrankheiten, wogegen andere Leidenszustände statt fanden, und so sehen wir hier die desfalsigen Bemerkungen bewahrheitet, welche ich in Bezug auf Erblichkeit der Geisteskrankheiten, zu Ende des *sub* Nr. 4 gegebenen Krankenberichts aussprach. Die Grosseltern sollen bejahrte Leute geworden seyn, und wenn gesagt wird, dass eine Grossmutter an Hämorrhoiden gelitten habe, so muss dieser Zustand nicht gelinde gewesen seyn, weil die Erinnerung an denselben in der Familie erhalten ist. Der Vater des Patienten liebte den Trunk, also übermässigen Gebrauch der Spirituosa, eine Neigung, die gar häufig mit einem anomalen Leben der Bauchnerven verbunden ist und er starb bereits in den 40ger Jahren; die Mutter des Patienten war gewiss keine gesunde Frau, denn die Schwindsucht raffte sie bereits in den 30ger Jahren dahin. Von den Kindern dieser Eheleute, ausser unserem Patienten, wird bemerkt, dass sie scrofulös und schwächlich seyen, während sie überdem, wie die Eltern, aufgeweckten Geistes sich darstellen.

Was nun unseren Patienten speciell betrifft, so wird bemerkt, dass die Mutter in der Schwangerschaft mit ihm, viel durch die ungeregelte Lebensweise ihres Mannes gelitten habe, und eine Amme säugte ihn. Von Kind auf war N. N. gutmüthig und gelehrig, und selbst in der Zeit, wo er in tobsüchtigem Zustande war, hat er seine Gutmüthigkeit nicht verläugnet und es mehr als einmal bewiesen, dass der in der vollsten Aufwallung befindliche Mensch es zu zeigen vermag, wie der gelehrig Gewesene, auch hier nicht alle Ueberlegung an die Seite schiebt. Man liess den N. frühzeitig ein Handwerk erlernen und bereits mit 16 Jahren von Reiselust erfasst, ging er auf die Wanderschaft, kam weit entfernt von seinem Geburtsort in eine norddeutsche Stadt, wo er weilte und hier Zeuge verheerender Wasserfluthen wurde, die ihn erschreckten und von denen er auch später nicht ohne ergriffen zu werden, mit mir sprach; auch Kälte soll ihm nachtheilig geworden seyn. Bald verliess N. jenen Ort und wanderte nun in das mehr südliche Deutschland, wo er, laut Angabe, im Winter, Januar 1830, plötzlich verrückt wurde und im März zu Hause eintraf, wo man Zuckungen in den

Halsmuskeln, Klagen über Kopfschmerzen, Ohrensausen, rothes und aufgetriebenes Gesicht, freundlichen aber doch stieren Blick — beobachtete, sowie man die Carotiden pulsiren sah. Man bemerkte, dass Patient sich zu Zeiten verunreinigte, in der Regel unruhig schlief und in seinem Geschwätz von der Mutter auf eine Braut, auf Religion und in buntester Verwirrung auf tausenderlei Gegenstände ohne Zusammenhang gerieth, bei welcher Mittheilung ich es tadeln muss, dass man von einem „Abspringen der Ideen" spricht, weil dieses Abspringen da nothwendig ist, wo die Gedanken ob der arteriellen Hirnreitzung sich jagen müssen, indem dem Hirn die Ruhe fehlt und wir hier auf die Autorität des Dramatikers Shakespeare hin, nichts mit einem Theaterwahnwitz zu thun haben, indem die Lear, Ophelia, Hamlet nur Verrückte aus der Dichterwelt sind, welche wir absolut verschmähen. Dass die Nachrichten über den früheren Kranken überhaupt defekt sind, ist natürlich, denn wer kann hier, bei solchem Wanderleben, Kunde geben? — Patient nicht, auch wenn er geistesfrei geworden, denn dazu fehlt ihm Wissenschaft. Bedenken wir die climatischen Einflüsse seines Geburtslandes, das über den Vater, die Mutter, Grossmutter und Geschwister oben Berichtete, so ist es wohl nicht unwahrscheinlich, dass Patient bereits frühe an Unterleibsbeschwerden gelitten, die ihn beunruhigten und in die Ferne trieben, da sie den Vater — zum Säufer machten. Als Patient die furchtbaren Wasserfluthen sah und ihre Verheerungen, da schrieb er, ein solcher Anblick könne tiefsinnig machen; es herrschte hier offenbar schon frühe eine melancholische Verstimmnng und es war offenbar der tiefere Grad von Melancholie, welcher im Januar eintrat, da im Januar nie und nimmer der reine Wahnsinn, ein primäres Hirnleiden unter arterieller Prävalenz, eintritt, wohl der höhere Zustand von Melancholie sich einstellen kann. Nicht als Wahnsinniger, wohl als Melancholikus reiste nun Patient in die Heimath, wo dann zuvor oder erst bei der Ankunft, die arterielle Prävalenz, begünstigt durch Jugend, Körperkraft, Vollsaftigkeit, Frühjahr, lebhafter sich aussprach, Blutdrang zum Hirn eintrat und hierdurch nun der Wahnsinn; also ist es, wie ich in Folge vieler Erfahrungen, mir den Hergang der Sache nur zu deuten weiss.

Patient erschien mir beim ersten Anblick sogleich als ein Wahnsinniger; die Sedes erfolgten meist nur um den zweiten oder dritten Tag; der Schlaf war geringe, die Unruhe war da bei Tage und Nacht;

das Sinnenleben war scharf, kräftig und wie Patient auch leicht mochte aufbrausen, so äusserte seine Urtheilskraft sich doch gerne und häufig in ihrer niederen Sphäre — durch Witz, der oft beissender war, als der von manchem Materialisten, aber wir wissen es, dass Witz nur eine Adoptiv-Tochter der Vernunft ist, die oft mit der gröbsten Undankbarkeit die Mutter lohnt. Patient ist von kleiner Statur, regelmässig gebaut, aber es schien mir, als ob die Schädelpartie des Kopfs, die Gesichtspartie in etwas übertraf. Ich habe, wie ich den Kranken untersuchte, nichts von organischen Entartungen, von Desorganisationen beobachten können und wenn in diesem Zustande arterieller Aufregung, das Herz mächtig und kräftig agirte, man die kräftigen Pulsationen desselben rechts und links, oben und unten, vorn und hinten am Thorax vernehmen konnte mit dem aufgelegten Ohr — Laënnec's Rohr, als entbehrlich, brauche ich nie —, so dachte ich nicht an Hypertrophie oder sonstige Herzübel, da ich dergleichen zu oft beobachtete, um nicht zu wissen, wie solche Ercheinungen als Folge von Reitzung, ohne Kunst meist am besten vorübergehn. War in dieser Zeit das Herz in der kräftigsten Action, waren die Carotiden voll, überwogen sie die Radialen mächtig in der Kraft und Fülle der einzelnen Pulse, so hielt sich die Zahl der Pulse meist zu 80 in der Minute, wie so gewöhnlich und somit drang der kräftigere Blutstrom zum Kopf, während der übrige Körper wieder versorgt wurde, daher der rothe, geschwollene Kopf — heiss war, bei fast kühlen Extremitäten. Essen und Trinken liebte Patient. Es war hier nicht zu verkennen, dass Strenge, Rohheit und jede Unfreundlichkeit den Kranken lebhaft ergriff, jeder Widerspruch ihn aufregte. Was die ärztliche Behandlung betrifft, so sind Aderlass u. s. w. angewendet, doch ist damit keine Heilung zu Wege gebracht; die spätere ärztliche Behandlung berühre ich nicht und bemerke nur, dass die Aufregung im arteriösen System sich nach und nach legte, der vorhanden gewesene abnorme Hirnturgor sich demnächst minderte und nun, ohne mir bemerkbar gewordene critische Erscheinung, sich nach und nach Genesung, und zwar vollständige einstellte; und selbst so, dass nicht einmal ein Stadium melancholicum da war. — In Bezug auf diesen Kranken, habe ich noch die folgenden Bemerkungen und Angaben zu machen, deren Interesse mehr oder minder bedeutend ist, ich überging sie also nicht, weil sie die körperlichen Einflüsse auf den Ausdruck des Seelenlebens, bezeichnen:

„Wir haben oben gelesen, dass unser Patient,

der zur Zeit seines heftigeren Krankseyns circa 20 Jahre alt seyn mochte, gutmüthig war und solches in seiner Krankheit blieb; und das war werthvoll. Die Wärter, mit wenigen Ausnahmen, zeigten sich unpassend für den Krankendienst, und ihre Herrschsucht und andern übeln Eigenschaften waren nur zu oft Ursache, dass unser Patient furchtbar wild und wüthend wurde, oder doch that, denn das begütigende Wort einer befreundeten Person, beruhigte den Wilden meist bald und ich bemerkte, wie Ruhe und Unruhe im Blutsystem hier rasch sich wechselten:" Güte, Nachgiebigkeit waren hier die reellsten Antiphlogistica, die solidesten Zwangsmittel, denn ihre Anwendung war dem Kranken schmeichelhaft, er wurde erfreut, beruhigte sich und indem sich der Aufruhr zürnender Gedanken in ihm entfernte, entwich der gespannte Zustand der Nerven, das Blut wurde ruhig und der so eben Wilde war bald ein sehr tractabeler Mensch. Fehlten Güte oder Nachsicht, wurde Patient vielmehr gereitzt, so stieg seine Heftigkeit, seine Augen funkelten, er glühte, er schrie, sang und schwatzte laut, und wurde dann wohl stille, um jetzt die Beweise einer Muskelkraft abzulegen, die für diese Organisation, welche wohl nicht im mindesten unkräftig war, aber auch nicht auffallend kräftig, sich in der That höchst bedeutend zeigten und die nur aus der Aufregung zu erklären sind, worinn Hirn, gesammtes Nerven- und Blutsystem sich befanden. So hatte man einst den wilden Menschen auf einen Zwangsstuhl gesetzt und mit allen Riemen gebunden — er machte einige Anstrengungen und die ledernen Riemen waren zerrissen; in der Zwangsjacke gebunden, wobei er frei herumging im Zimmer, zerriss er dieselbe und war nun frei — zwei Proben also von Kraft, die gewiss tüchtige sind. Einmal hob Patient einen Eichentisch, der ob seiner Grösse und Bauart ein schweres Meubel war, dessen Handhabung schon zwei Mann erforderte, an einer Ecke auf und schmiss ihn so, dass er einer tüchtigen Reparatur bedurfte, und ein anderesmal zertrümmerte er eine aus gegossenen Eisenstäben gearbeitete Bettstelle, ohne die mindeste Ermüdung nach einer solchen Anstrengung zu zeigen, weil für ihn keine da war. Genesen, war N. N. auch noch sehr stark; in der That, schwächliche Menschen können in tobsüchtigen Aufwallungen wohl Kraft zeigen, aber doch wird dieselbe weder sehr übermässig seyn oder ist sie es, so ist sie dies doch nur für kurze Zeit.

„Eine andere Sonderbarkeit, welche Patient in der Zeit zeigte, wo sein Wahnsinn entweder im

Stadium der Zunahme war und auch im Stadium der Abnahme, selbst in Zeiten der vollsten Aufwallungen, war die, dass er mich für einen seiner Lehrmeister, bei dem er Vieles wollte gelernt und mit dem er in Freundschaft wollte gelebt haben, erklärte. Ich mochte dem Kranken meinen Namen, meinen Stand nennen, ich mochte sagen, was ich wollte, das half mir nichts, ich war und blieb der befreundete Meister und wurde als solcher immer nur angeredet. War Patient recht gut gelaunt, so recapitulirte er die mit dem Meister erlebten Spässe, Witze und da kamen mitunter Sachen zum Vorschein, die so äusserst erbaulich waren, dass ich es für geeignet fand, den Kranken in Gegenwart mehrerer Personen zu meiden, um unnützen Ohrenschmaus zu verhindern, während ich ihn desto öfter allein besuchte, wo er sich nach Belieben aussprechen durfte. Die Beständigkeit, mit welcher Patient diese Verwechselung meiner Person mit einer anderen festhielt, war in der That merkwürdig, doch möchte ich aus dem Umstande, dass er dann zuweilen seine abgeschmackten Reden unterbrach, wenn ich unwillig that, schliessen, als ob ihn wohl Zweifel über die Identität meiner Person mit dem Meister heimlich beschlichen; indess, sagte ich, dass er doch auch gar zu thörigt sey, so hiess die Replick immer: „sagen sie, was sie wollen, sind sie doch mein guter Meister!“ — Patient genas, zeigte sich ruhig, vernünftig, genoss viele Freiheiten; ich inzwischen, hielt ihn nicht für genesen, ich sah hier nur ein *lucidum intervallum*, denn: „nannte mich N. N. nicht, mied ich öftere Gespräche, so that ich das, weil ich immer noch der Meister war; untersuchte ich den Puls, so fand ich ihn veränderlich in Fülle und Schnelle, leicht wurde N. roth, die Carotiden waren meist noch zu gefüllt und offenbar hatten sich der abnorme Turgor in Hirn- und Hirnhäuten, sowie *Plethora capitis* und Erweiterung der Blutgefässe im Schädel, noch nicht hinreichend gemindert, waren immer noch erst in der Rückbildung zum Normal begriffen und mithin lebte Patient noch in guter Disposition eines Recidivs. Sprach ich mit ihm, wollte ich das Thörigte der Verwechselung meiner Person bedeuten, so wurde er eifrig, mehr aufgeregt; ich mied den Kranken also durchaus, überzeugt, dass die Rückbildung der Anomalie im Hirnzustande schon von selbst erfolgen werde und so war es: „nach einigen Monateu kam N. zu mir, nannte meinen Namen und bat, dass ich mit seiner Krankheit alle die Dummheiten entschuldigen möge, womit er mich so oft und anhaltend geplagt habe:“ die organischen

Uebelstände, von denen so eben gesprochen ist, waren verschwunden. Einige Jahre circa später, habe ich den N. noch einmal gesprochen; er war leiblich und geistig gesund, aber so munter, wie möglich und also mehr, als wohl gut möchte seyn. Die steigenden Jahre, welche die arterielle Prävalenz des Sanguinikers am besten herabsetzen, werden unbedingt den N., wie ich hoffe, vor Recidiven sicher stellen, die, sollten sie auch eintreten, bei einer tüchtigen Behandlung deshalb nicht einmal sehr zu fürchten sind, denn das Gehirn des N. ist kräftig constituirt, da es so unverletzt den ersten, heftigen Wahnsinns-Anfall überstanden hat. Haben wir in diesem Falle gleichfalls die *Genesis morbi*, die Ursachen erkannt, die körperlichen Bedingungen gesehen, so frage ich: „hat hier der Materialismus eine Bestätigung erhalten?“ — ich antworte ja, nemlich in so weit, dass seine Nicht-Existenz erwiesen ist.

Man ist von jeher geneigt gewesen, die Erscheinungen bei Geisteskranken ohne Einschränkung fast, als eigenthümliche zu schildern und so sind Vorurtheile und Uebertreibungen aller Art eingeschlichen, die nicht wenig dazu beitrugen, aus der Psychiatrie ein Chaos zu machen, in dessen Wirrwarr fast Alle, die „lesen und schreiben können" sich einmischen und so werden uns psychische und psychologische Sachen aufgetischt, besonders in der Poesie und Belletristik, die wirlich abgeschmackt sind und jämmerlich, und nur mit Unwillen kann man sich erfüllt fühlen, wenn ein Maler „Tollhäuser" malt; ein Gelehrter dazu „eine missliche Abhandlung" schreibt; wenn ein Arzt sogar, uns in seinen poetischen Ergüssen, Lieder gibt über Tollhausscenen, wahre „Maniepoesie." — Hier will ich, dazu aufgefordert, dass Patient, von dem so eben die Rede war, meine Person so durchaus mit einer anderen verwechselte, über diese Art von Sinnes- oder vielmehr Phantasietäuschung bei Geisteskranken einiges sagen und dann Beispiele von Gesunden anführen, wo wir sehen werden, wie dergleichen rein körperlich ist, hier nichts Wunderbares ist und wie jene Zustände als nicht individuelle für Geisteskranke sich darstellen. —

„Hielt N. mich für seinen Lehrmeister, so hatte ich dreimal die Ehre, von Wahnsinnigen als Person aus sehr hohen Häusern bezeichnet zu werden; ein verrückter Unterofficier nannte mich bis zum letzten Augenblick seinen Vetter und eine Frau, ausgezeichnet durch ihre Heftigkeit und Schmähsucht, die mir indess ihre Gunst geschenkt, übergoss mich deshalb mit Schmähungen, weil ich jetzt den Doctor spiele, den vornehmen Herrn, was ich nicht sey, wohl aber ihr Vetter, der Unterofficier N. Eine Dame hielt mich für ihren Ehemann, den sie liebte, so dass ich diese Kranke meiden musste; eine andere hielt mich zu Zeiten für ihren Mann, wo ich die impertinentesten Reden über meine Untreue zu hören hatte, während noch eine andere mich als ihren Jugendfreund, den Baron von N., meist sehr gnädig empfing. — Eine Person, so alt als ich selbst, nannte mich zu Zeiten ihren Grossvater — genug, ich habe mir der Rollen so viele müssen gefallen lassen, dass ich Specialia nicht weiter geben darf, es war alles in der bezeichneten Manier. Woher diese Erscheinung? — woher wurde mir besonders dergleichen? — theils, weil ich nichts that, was mir die Ungunst eines Kranken erwarb, und die Meisten geneigt waren, mir Fehler zu verzeihen; theils, weil meine Person überhaupt nichts Apartes, nichts Auffallendes zeigt, eher Etwas, das allgemein und oft gesehen wird, und so ist es klar, dass die aufgeregte Phantasie eines Kranken leicht einen Zug, irgend eine Aehnlichkeit fand, die in der Extravaganz ihr als ein Ganzes erschien und so war meine Metamorphose vollendet. In diesem Thun liegt eben das, was man Witz nennt; der Witz weiss die disparatesten Gegenstände zu verbinden und seine Bilder werden lächerliche: „hier ist dasselbe, aber nicht Ideen, persönliche Zustände werden wunderlich verbunden, und somit waren lächerliche, lästige und selbst unangenehme personelle Verwechslungen unvermeidlich. Diese Erscheinung ist übrigens für den Arzt von Geisteskranken wichtig, insofern er die Gabe hat, sie zum Nutzen seiner Kranken anzuwenden; ist er erfahren, gewandt, gutmüthig und nicht abgeneigt, sich manche oft belästigende Sonderbarkeiten gefallen zu lassen, dann besitzt er ein Mittel, das ihm das Beherrschen mancher difficilen Kranken, ohne alle Gewalt, möglich und selbst leicht macht. Vom Wahnsinn Genesene, die Personen und Sachen noch verwechseln, deren Hirn ist noch nicht *in integrum* restituirt, wie oben gezeigt ist, und so erscheint dieser Umstand auch in der diagnostischen Beziehung wichtig. Man muss diese Täuschungen übrigens nicht mit den Melancholie- oder Blödsinns-Ideen verwechseln — Pathologie und Therapie der psychischen Krankheiten S. 179 bis 181. — Ich habe einen Mann kennen gelernt, sanguinischen Temperaments, dessen Arteriellität bedeutend vorherrscht, der lebhaft, unruhig ist und ein Hämorrhoidarius; und dieser Mann, sehr gut ausgebildet, erkennt bald diese oder jene Sache, diese oder jene Person, und findet dann bald, dass seine Phantasie blosse Witzspiele mit Personen und Sachen getrieben hat. Da, wo solche Zustände oft und stark eintreten, solche Personen stark träumen, wo bedeutende Unterleibsbeschwerden, ängstliche Stimmungen sich einfinden, Hämorrhoidalzustand weilt, da heisst es sehr oft: „*Principiis obsta, sero medicina paratur!*“ —

Uebrigens gibt es auch Fälle, wo Täuschungen durch grosse Aehnlichkeit durchaus nur erfolgen, weil in der That eine grosse Aehnlichkeit unter fremden Personen oft stattfindet; Sanguiniker überhaupt, sind mit dem Finden solcher Aehnlichkeiten belästigt.

Da auch dieser Umstand in psychologischer Hinsicht durchaus nicht ohne Intresse ist, besonders in Bezug auf das richtige Würdigen des Benehmens von Geisteskranken, so will ich die folgenden, selbst erlebten, Thatsachen hier mittheilen:

„Ich passirte den Rhein auf einer fliegenden Brücke, indem ich auf einer Reise begriffen war. Nur einige wenige Personen fuhren mit mir über den Strom, von denen ich keine Notiz nahm, weil sie mich nicht im mindesten interessiren konnten. Indess, wollen oder nicht, ich musste den lauten Discours zweier Männer schon anhören, die in einem Strom von Bitterkeiten sich über Vettern expectorirten, welche sie hochmüthige Parvenue's nannten, die ihre armen oder arm gewordenen Verwandten nicht achten, nicht ihnen behülflich sind und das alte Wort: „Hochmuth kommt zum Fall“ vergessen haben.

Diese Menschen nahmen mein Mitleiden durchaus in Anspruch, um so mehr, da ihre ganze Erscheinung eine drückende Lage verrieth, welche durch den deutlich sich zeigenden Hochmuth, unbedingt und nothwendig verschlimmert war. Die fliegende Brücke hatte das Ufer erreicht; ich zahlte mein Fahrgeld, und hörte eine drohende Stimme sagen: „Vetter, so zahle auch für uns; ich nenne dich „du,“ und magst du es so wollen oder nicht!“

Dass ich diese Worte nicht auf mich bezog, war natürlich, und ebenso, dass ich ruhig fortging, aber — so gemächlich sollte es mir nicht werden, denn wenige Schritte vom Ufer entfernt, ereilten mich jene Leute und da wurde ich in der heftigsten Weise unterrichtet, wie ich „der Vetter, der Stolze, selbst sey;“ und wohl muss ich bekennen, dass mein Glücksstolz hier derb und bitter getadelt wurde, aber gewiss mit Unrecht: „ich bedaure es, dass die Strafrede nicht in Ohren fiel, die solche Lectionen verdienen, ich verdiente und verdiene sie nicht!" — Genug, die Sache wurde mir ekelhaft, und ich nahm die Pseudo-Cousins mit mir in ein nahes Haus, wo man der Vetterschaft ein Ende machte. Auf meine Frage, ob ich in etwas behülflich seyn könne, entfernten die Personen sich mit dem Anschein von Unwillen; eine Weile später, am Thor der nahen Stadt, sah ich die Leute noch einmal, sie sahen mich unfreundlich an, es schien, als zweifelten sie noch; sie thaten, als bemerkten sie meinen Gruss nicht — diese Geschichte war und blieb mir immer eben so auffallend, als sonderbar; ich habe von diesen Personen nie weiter etwas vernommen.

„Eine ähnliche sonderbare Scene, erlebte ich später in D., wo ich mich mehrere Tage verweilte. Ich war damit beschäftigt, ein Standbild aufmerksam zu betrachten, als ich sehr unsanft von hinten umfasst wurde und eine Hand mir den Kopf recht schonungslos zurückbog, worauf ich einen äusserst derben Kuss erhielt. Ich gestehe, dass ich über diese mir fatale Höflichkeit, gespendet in einem fremden Orte, recht böse zu werden geneigt war, aber — dazu erhielt ich keine Erlaubniss! — Die Person, welche mich so kräftig zärtlich beachtet hatte, war ein Sechziger in einer Tracht, die den Mann von Rang zeigte; und hätte ich auch sprechen wollen, so war das nicht möglich, denn die Lungen- und Zungenkraft des alten Herrn, überbot mich unendlich. Ich hatte den Mann wohl bei der Statue bemerkt, aber nicht, dass er mich allein nur beachtet hatte; und genug, nolens volens war ich der Schwestersohn, ich hörte tausend mir fremde Sachen und musste mit dem unaufhörlich sprechenden Onkel, in ein Haus treten, wo ich kaum wusste, was ich von dem Angebotenen nehmen sollte; ich acceptirte in der That Etwas, und liess den alten Mann darauf los plaudern, dessen Rede mich durch die Kraftausdrücke schon ergötzte, die mein Ohr in den Jugendjahren so oft als damaliger Schmuck der soldatischen Redeweise, vernommen hatte.

Als ich endlich durch den wahren Platzregen der Worte des mir interessant gewordenen alten Mannes durchdringen, und den hier obwaltenden Irrthum nun enthüllen konnte, da wurde derselbe halb unwillig, halb traurig; er versicherte wiederholt meine grosse und äusserst auffallende Aehnlichkeit mit seinem Neffen; er konnte kaum an eine Täuschung glauben, aber — es war so!

Solche, auf persönliche Verwechslung beruhende Täuschungen, sind mir mehrere, sehr auffallende, noch bekannt geworden, die ich hier indess nicht weiter in Anregung bringen will.

Sehen wir schon aus jenen beiden auffallenden Täuschungen, dass Verwechslungen durch Aehnlichkeit, dieses Identificiren fremder Personen, eben durch Aehnlichkeiten für Geistesgesunde leicht möglich ist, so sehen wir, dass sanguinische und arterielle Menschen diesen Irrungen häufiger ausgesetzt sind, während diese Irrung bei Wahnsinnigen am häufigsten weilt, deren Phantasie in Folge des gereitzten Hirnzustandes so lebhaft und so krankhaft gesteigert ist, dass solche Irrung deshalb bei ihnen am anhaltendsten dauert, weil eben hier der leidende Zustand des Gehirns dauernd ist.

Wir begreifen also, dass diese Täuschungen bei dem Wahnsinnigen kein besonderer Zustand sind, blos eine Steigerung der, auch bei dem Gesunden möglichen Irrung. Die Sinnestäuschungen sind den hier genannten Erscheinungen, nahe verwandt. Wenn in Folge einer hochgesteigerten Phantasie, wo der Hirnzustand in der oben bezeichneten Art sich einstellte als Ursache, die also Leidenden sogar glauben, Erscheinungen aller Art zu haben, Töne zu hören u. s. w. — so ist der lebhafte Gedanke, das Phantasiebild, gleichsam im Gebiete der bezüglichen Sinnorgane verkörpert, und es muss solcher Zustand in Wahnsinn übergehn, wenn die Reitzung von Hirn- und Sinnesnerven steigt — Pathologie und Therapie. Cap. 11. — Die hier berührten Zustände waren in früherer Zeit ein Feld, auf welchem Betrug und Aberglauben sich herumgetummelt und einen barbarischen Unfug getrieben haben. Der Unfug, welcher in neuester Zeit mit dem sogenannten Mesmerismus getrieben ist, diese Gesicht- und Geisterseherei, ist eine Thorheit, welche durch solche Hirnreitzungen nur möglich wird und welchen kranken Zustand der sogenannte thierische Magnetismus nur fördert: „er schadet mithin, er ist Verderben bringend, insofern er also solche Extravaganzen unterstützt, oder sie gar in das Leben ruft.“ Ohne magnetisirt zu seyn, hat es Menschen gegeben, deren Gehirn sich, man möchte sagen, nach Belieben in einen Zustand arterieller Reitzung zu setzen vermochte, und es ist wahrlich zu bedauern, dass wir die Sectionen solcher Personen entbehren — möglich, dass wir durch solche Kunde im Stande wären, erklären zu können, wie jene befähigt waren, fast nach Belieben ihre Phantasie in der Art aufzuschrauben, dass man sie für Verrückte beinahe erklären möchte: „ein so eigenthümlich organisirter Mensch, war, wohl nach gelinder Apoplexie, ohnstreitig der seltsame Baron von Schwedenborg, welcher eine bedeutende Zeit seines Lebens durch, an jenen Grenzen herumlavirte, wo das Gebiet der Verrücktheit, seinen Anfang zu nehmen beginnt. Man vergleiche §. 4. S. 16 bis 22, in meinen Notizen. Berlin 1835. Ein durchaus geachteter Mann, in der gelehrten Welt auch nicht unbekannt geblieben, hatte sich der schwärmerischen Richtung mehr hingegeben, als zu billigen war, und so veranlasste er eine Scene mit Schwedenborg, die absonderlich ist. Diese Geschichte, noch nicht bekannt gemacht, soviel ich weiss, theile ich hier mit, weil sie in einer Schrift, welche den Relationen zwischen Seele und Leib gewidmet ist, um so mehr einen Platz verdient, da ich die Thorheit des Materialismus nicht allein rügen muss, sondern auch die Thorheit solcher, die von Ultra-Spiritualismus beseelt, den Menschen befähigt glauben, in eine Geisterwelt schauen zu können, was doch nicht möglich ist, nur Spott erweckt, und dieser ist die böse Geissel eben, welche jede Demuth verscheucht, ohne deren Besitz der Mensch unvernünftig wird.

Jener Verehrer des Schwedenborg, eilte nach . . ., als der seltsame nordische Gast daselbst eingetroffen war. Jener, den ich N. will nennen, und welchen N. ich noch sehr gut gekannt habe, hielt mit dem Geisterseher folgenden Discours: „N. sagte dem Baron, dass er wohl zu wissen wünsche, wie es einer gewissen Frau in der andern Welt ergehe? — Der Baron legte seine Rechte auf die Lehne eines Stuhls, und blickte zum Himmel, zunächst indess auf den Plafond eines eleganten Gemachs.“

Während Herr von Schwedenborg schaut, wollen wir bemerken, dass jene Frau, übrigens eine brave Person, indess eben keine haushälterische gewesen, denn sie hatte Spirituosa geliebt und soll in Folge ihrer Unmässigkeit, plötzlich gestorben seyn. Ist ein solches Leben nicht zu billigen, so ist es mindestens zu entschuldigen, denn der Hang zu Spirituosa ist in der Regel die Folge eines leidenden Zustandes der Unterleibs-Nerven, und wir wissen als Aerzte, dass wir hier zu heilen haben, und können wir das nicht, so bedauern wir lieber die Mängel unserer Kunst, aber tadeln den Kranken nicht strenge. Und was sagte Herr von Schwedenborg über diese kranke Frau? — er senkte den Blick, er seufzte, schien zu erwachen aus einer Extase, aber er sprach nicht, sagte nichts vor lauter Seufzern und zuckte die Achseln.

Auch N. fand nicht für gut, zu sprechen; er war betrübt, er wähnte, dass nur eine üble Antwort möglich sey, die er lieber nicht hören mochte und so schritt er, gewiss zur Freude des Schwedenborg, zu einer zweiten Frage: „Wie, fragte N., geht es meinem frühe heimgegangenen Freunde F. von H.?“ —

Schwedenborg repetirte das frühere Manöver, worauf er jubelnd in excentrischen Worten erklärte, dass F. auf hoher Stufe am Throne Gottes stehe, dass — doch ich repetire die Phrasen nicht, weil ich sie so kräftig nicht wiedergeben kann, als sie mir einst mitgetheilt wurden. Schwedenborg nicht zufrieden mit diesen Angaben, schilderte sogar den F., wie er im Leben ausgesehn, ja — was noch mehr, Schwedenborg beschrieb selbst, wie F. sich einst gekleidet hatte. Wenn N. das Wunder anstaunte, so ist das wahrlich unbegreiflich, aber wie Viele gab es nicht, die solchen Unsinn damals glaubten! — Schwedenborg hatte Tact, er besass diese erste Lebensmaxime, welche Byron mit Recht fast als Cardinaltugend betrachtet, gewiss in hohem Grade, und unbedingt war N's erste Frage eben so schüchtern und ängstlich, als die zweite dreist ausfiel, und indem der Wundermann danach seine Antworten stellte, hatte er den N. frappirt; und nannte er den F. von H. glücklich in der andern Welt, so konnte er das sagen, weil er leicht einsah, dass N. das Schlechte nicht konnte geliebt und geehrt haben; während die körperlichen Notizen wahrscheinlich einen Phthisicus schilderten und mit Glück, denn F. war ja frühe hingewelkt. — Als Hofmann mit den Angelegenheiten der Garderobe nicht unbekannt, konnte ohnedem nichts leichter seyn, als die Tracht eines Pfarrers zu beschreiben; genug, hier ist nichts Wunderbares und N. liess sich täuschen, wie viele Andere.

Schwedenborg, ein Mann mit vorherrschendem und leicht gereitztem Gehirn, mit mystischen Ideen erfüllt, war gewiss kein Betrüger, er täuschte sich selbst und dadurch Andere; er war ein Exaltirter, der unbedingt wahnsinnig geworden wäre, wenn sein Gehirn minder kräftig war — *vide:* Cap. 5. §. 12.

Es gibt nichts Wunderbares mehr, alles ist jetzt natürlich und abnorme geistige Zustände, wie hier, sind in körperlichen Ursachen begründet, wenn wir sie auch nicht immer kennen: „der Seher that so wunderlich in Folge seiner abnormen Individualität! Strebte ich nun hier, aus körperlichen Zuständen geistige Erscheinungen zu deuten, so that ich das, um das praktische Objekt zur Behandlung von Geisteskranken immer mehr herauszustellen, denn nur die praktische Diagnose ist von Werth, wie Hufeland so oft gesagt, während die hypothetischen Diagnosen allenthalben ohne Werth sind. — Nach meiner Meinung habe ich hier die Grenzen der Forschung nicht überschritten, nichts gesagt, was die Wahrheit, dass der Mensch in vielen, den meisten Fällen selbst, fähig sey nach Vernunftgründen sich zu bestimmen, aufhöbe oder ihr widerstritte, und endlich ist es ausgemacht, dass wir in Folge der Cap. 1. angegebenen Thatsachen unfähig sind, den Beweis zu führen, dass der sogenannte Materialismus auch nur existire oder es sey denn der Lamettrismus! — Fürchten wir uns also nicht, das Gebiet unserer Forschung in psychisch-somatischer Rücksicht, den Menschenleib, in allen Richtungen zu durchwandern, denn wir nutzen blos dadurch, und fördern somit unser Wissen, aber nimmer das, was Unsinn ist! —

§. 7.

Geschichte eines Falls von Melancholie mit Blödsinn, nebst Reflexionen über Anstalten und über die Pflege der Armen daselbst.

Patient, etliche 50 Jahre alt, ist in einer Thalgegend geboren. Die ganze Figur des Mannes zeigt Auffallendes: „er ist klein, mager, das Gesicht ist lang und schmal, die Schädelpartie ist nur wenig kräftig entwickelt, seine Physiognomie zeigt Dummes, seine Haltung gleichfalls und so erinnert sein Anblick uns in etwas an den Cretin, obgleich nur in geringem Grade." Patient soll in früher Jugend einmal schon verrückt gewesen seyn. Er erlernte ein Handwerk, wobei er eine sitzende Lebensart führen musste; die geistige Ausbildung ist nicht in Anschlag zu bringen; er heirathete zweimal, lebte in Armuth und Elend, denn er besass weder Muth noch Ausdauer für eine ernste Thätigkeit, aber wohl zeigte er sich ergriffen über das Traurige der Existenz, in welcher er mit den Seinigen sich befand. Unthätigkeit und ein schlaffes Nachgeben steigerten sich mehr und mehr; der Mann wurde mehr stille, traurig, versank in sich und dabei soll, was nicht zu bezweifeln ist, seine Rede oft unsinnig gewesen seyn.

— Der Mann klagte hierbei seit lange über Leibschmerzen, er wurde immer unthätiger, stand oft lange stille da und in sich gekehrt, klagte sein Unglück. Dieser Zustand blieb fortan dauernd, man bemerkte zu Zeiten ein Erröthen des hagern Gesichts.

Patient erschien beym ersten Anblick ein Bild der Stupidität: „er sprach kaum ein Wort in Zusammenhang, stöhnte, seufzte, war total blöde und schüchtern, zitterte, schien beständig zu frieren, fühlte sich kalt an und stellte sich am liebsten in eine Ecke oder an Thüren, um sich, von Angst gepeinigt, entfernen zu können. Pulse und Herzschlag waren in der Regel so klein, dass man sie kaum fühlen konnte; Gesicht und Hände waren oft blauroth, der Athem erschien seufzend und beengt, was besser war, sobald reichlich Ructus und Flatus sich eingestellt hatten. Der Zustand des Mannes blieb in dieser Art andauernd und somit steigerte sich der Blödsinn.

Wie wohlthätig die Natur-Heilkraft auch in solchen übeln Zuständen sich zu erzeigen vermag, habe ich hier auf eine merkwürdige Weise beobachtet, indem ich bemerkte, wie sich hie und da kleinere Geschwüre einfanden, die todte und schlaffe Haut, bedeckt mit dicken, weiten Venen, sich mehr belebte, und nun endlich Blutgeschwüre sich einstellten, während der Stuhlgang mit Blutstreifen vermengt war, daher eine Minderung der *Plethora abdominalis*, des Hämorrhoidalzustandes und eine Minderung der venösen Prävalens sich einzustellen begann, wobei in der That die Bauchangst und Noth des Mannes minderte, sein Aussehn wohler und er merklich heiterer wurde. Diese kritischen Bemühungen der Natur blieben um so mehr ohne Erfolg, weil eine Unterstützung derselben fehlte: „Verschlimmerung des Zustandes folgte seitdem unaufhaltsam."

Dieser Fall von Melancholie ist einer von denen, wo die Erscheinungen eines so übeln Zustandes, offenbar von Jugend auf sich mehr oder weniger gezeigt haben und wo die Verschlimmerung sich in den 40ger Jahren, unter den frühe eingetretenen Erscheinungen der Decrepidität, einfand. Muthlos von Jugend auf, fehlte die Kraft zu Thätigkeit, und so war denn Armuth nothwendig, deren üble Einflüsse wieder auf den Körper und den Geist zurückwirkten, daher stetes Leiden folgen musste. — Ohne Erziehung, ohne Bildung, sehen wir, dass Mangel an Geistescultur den Zustand trauriger noch darstellte; der nie kräftig gewesene Mensch heirathet zweimal, der Geschlechtstrieb ist bei venösen, leicht und frühe mit *Plethora abdominalis* behafteten Menschen, oft stark, aber der Samenverlust wirkt hier weit nachtheiliger, zunächst auf das Leben der Unterleibs-Ganglien zerrüttend, ein, als dies bei den sanguinischen und arteriellen Menschen der Fall ist.

Abgesehen von dem Werth einer guten psychiatrischen Behandlung, sehen wir hier einen Fall, wo eine gute Pflege; ein Anhalten zu körperlicher Thätigkeit; ein Vermeiden, der auch hier nachtheilig gewordenen, sitzenden Lebensart; eine nur mögliche Geisteskultur und Veränderung des Klimas, daher Reisen und Aufenthalt in der Schweiz oder in Bergländern, in einer heiteren, trocknen Luft — wo nicht völlige Heilung, doch einen leidlichen Zustand würden herbeigeführt haben, bei dem der Mann mindestens nicht qualvoll hätte leben müssen.

Der Wohlhabende, wir sehen das, geniesst vor dem Armen hier unendliche Vorzüge, denn der Wohlstand ist nicht nur ein Verhütungs- ein Milderungsmittel gegen solche Zustände, sondern er bietet auch die reellste Praxis dar, die wir nur hier, nicht bei dem Armen in Anwendung bringen können; fördert Wohlhabenheit die Cultur, drückt Armuth die letztere darnieder, so müssen wir einsehen, wie es mehr als boshaft ist, wenn die *gens d'ésprit*, *qui n'ont pas assez d'Esprit*, in ihrer *méchanceté* — Kultur und Geistesbildung als Ursachen bezeichnen, welche Geisteskrankheiten bilden: „das Gegentheil ist wahr“— Pathologie und Th[...]apie der psychischen Krankheiten S. 120 ff.

Und ist es also nur zu wahr, dass der Arme hier gegen den Reichen sehr, gar sehr von Missgeschick gedrückt wird — so frage ich, ob denn nichts gethan ist, dem Armen eine billige Entschädigung zu geben? — und, wir antworten, ja! — für den Armen sind insbesondere die Anstalten vorhanden, nicht für den Reichen und wenn Anstalten gut sind, so gewähren sie dem Armen Alles, er muss in ihnen der Reiche seyn. Die Anstalten — ich bedaure es, dass ich mich in meiner Schrift über Krankenhäuser für Geisteskranke Berlin 1835, hier etwas zu kurz fasste, ich reparire hier solchen Fehler —; die Anstalten, dies glaube ich, sind dann am zweckmässigsten eingerichtet, wenn sie der Noth und dem Elend des Armen eine Lage bereiten, wo er alle Wohlthaten des Reichthums geniessen kann, und dass wir dabei ein rohes Arbeiten *à la* Lastvieh, Maschinen, blosse Verwahrungshäuser und Zuchtmeister an die Seite werfen, ist natürlich. Wir bedauern es ferner, wenn man irgendwo zum Aufbau einer Anstalt nach modernen Planen verfuhr, Häuser baute, die nicht tief sind, lang, hoch aber und sie in einer Linie hinstellte, wie Casernen. Alte Klöster und Schlösser, sonst heitere Gebäude ohne gewölbte Gänge und Gemächer, und ohne Fussböden von Estrich und Quadern, da hier nur Fussböden von Holz gut sind; solche Gebäude mit vier Flügeln und also mit Zimmern nach Ost, West, Süd und Nord, die sind die rechten und wenn die Süd- und West-Zimmer es uns möglich machen, wie es der Gärtner mit seinen Orangehäusern und Treibhäusern macht, ein mildes Klima künstlich zu bilden und in Nord-Zimmern im Sommer bei Gewitterluft, eine kühle Temperatur zu erhalten ist, so sind wir im Stande, in Anstalten dem Armen die climatischen Vortheile in Etwas zu gewähren, und mancher Reiche wird es dann gerathener finden, in einer solchen Anstalt seine Genesung am liebsten zu suchen. — Melancholiker bewohnen südliche Zimmer; Wahnsinnige nicht, höchstens wohnen sie im Frühjahr und Herbst in West-Zimmern; sie schlafen in Ost-Zimmern und im Nordflügel des Hauses sind kühle, selbst gewölbte Zimmer, in denen wir den Wahnsinnigen vor dem Einfluss der Hitze und namentlich der elektrischen Luft im Sommer zu schützen suchen. Verlangt der

Melancholikus helle, heitere Luft, Sonnenlicht und Wärme, weil das Leben bei ihm gesunken ist; so dienen dem Wahnsinnigen, dessen Haut, Lunge und Pulse oft so lebhaft sind, weniger helle, mehr düstere, kühle Zimmer, in welchen die Luft nicht so rein seyn muss, als dies für die Wohnräume der Melancholiker nöthig ist. Und wechselt der Zustand des Kranken zwischen Melancholie und Wahnsinn, so wechseln wir die Wohnung und ändern die äussern Verhältnisse, unter denen er lebt. Dienen Anstalten auf Höhen zumeist für Melancholiker; dienen Anstalten in Tiefen und flachen Ebenen, zumeist für Wahnsinnige, so möchten überhaupt in Deutschland, wo der Wahnsinn selten ohne melancholische Zufälle und Melancholie selten ohne Wahnsinns-Exaltationen statt finden, die Anstalten am besten in Hoch-Ebenen gelegen seyn. Es reisen der Aerzte so viele; möchte es mit der Zeit Einem gefallen, uns über die Lage der Anstalten in Deutschland die hier in Rede stehende Kunde zu geben und wir dadurch eine bemerkbare Lücke in der psychiatrischen Literatur ausgefüllt erblicken.

Dass übrigens auch bei dem Kranken, dessen Verhaltnisse ich hier in §. 7 geschildert habe, sehr oft und häufig die unter Körperleiden gleichsam verdunkelte Vernunft, sich strebend hervorhob, das bemerke ich ausdrücklich.

§. 8.

Geschichte eines Falls von Blödsinn, der als vollendete Moria oder Narrheit, sich aussprach.

Man hat die *Moria* oder Narrheit als *morbus sui generis* dargestellt, weil man es mit dem Blödsinn ebenso machte; man wusste nicht, hatte vergessen, dass Blödsinn die üble Krise nach Wahnsinn und Melancholie blos ist, ein Folgezustand und erscheint Patient in demselben läppisch, komisch, närrisch, so nennt man ihn einen Narren, seinen Zustand nennt man Narrheit oder *Moria* — Cap. 4. S. 102. —

In einer psychischen Anthropologie, die vielen Beifall gefunden hat, wird gesagt, dass der Wahnwitz, Aberwitz und die Narrheit, besondere Formen der Verrücktheit ausmachen, was doch in der That unrichtig ist, oder man müsste denn allenfalls die Autoritäten von Shakespeare, Kant u. s. w. wollen gelten lassen. Der treffliche Verfasser jener Anthropologie, die ich übrigens gerne studirt habe, der des Trefflichsten so manches sagt, hätte, weil er kein

Arzt ist und ihm also mit der Selbstanschauung die Erfahrung mangelt, nicht über Geisteskrankheiten schreiben sollen, denn dieser dritte Anhang zu seiner Schrift kann daher auch nichts dazu beitragen, diesen schwierigen Gegenstand aufzuhellen; der Nicht-Arzt muss hier nothwendig den Pfad verlieren, über Geisteskrankheiten gebührt nur dem Arzt eine Stimme, und hier wieder nur dem, der in sich und durch gute Gelegenheit zugleich, befähigt ist, Erfahrungen machen und sie auch mittheilen zu können. Ein Wahnwitz, ein Aberwitz, eine *Moria* oder Narrheit, sind nie und nimmer selbständige Zustände; insofern sie sich zu Geistesalienationen gesellen, sind sie entweder beim Wahnsinn selbst vorhanden, oder bei dem Folgezustand „Blödsinn," wo ein abgeschmacktes und wunderliches Thun und Reden, dann mit jenen Worten allenfalls zu bezeichnen ist, indess wird der Praktikus dergleichen entbehren. Was nutzt nun wohl eine durch Beobachtung erworbene Menschenkenntniss, als Basis der Psychiatrie? — was nützt sie, ohne ärztliche Erfahrungen? — Der, welcher sich grosser Menschenkenntniss zu erfreuen glaubt, kann als psychischer Arzt, ohne Erfahrung an Kranken zu besitzen, durch Irrthum sehr leicht schaden, denn, sagt Lichtenberg mit Recht: „Man gibt, selbst falsche, Meinungen, die man von Menschen gefasst hat, nicht gerne auf, sobald man dabei auf subtile Anwendung von Menschenkenntniss sich etwas zu Gute thun zu können glaubt, und sich einbildet, solche Blicke in das Herz eines Andern, könne nur der Eingeweihte thun; es gibt daher wenige Fächer der menschlichen Erkenntniss, in welchen das Halbwissen grössern Schaden thun kann, als dieses.“

Und unbedingt, es ist ausgemacht, Lichtenberg hat Recht; ich habe Lichtenberg's Wahrheiten durch Andere deutlicher bestätigen sehen, als mir selbst lieb ist; und mit Recht glaube ich behaupten zu können, dass, wie werthvoll eine wahre, reelle und auf treue Erfahrung basirte Menschenkenntniss auch unbezweifelt ist, diese für uns in so weit nur untergeordneten Werth da hat, wo es gilt — einen Verrückten zu genesen.

Die Menschenkenntniss, welche der psychische Arzt brauchen kann, ist eine zwar auch theoretische, aber doch eine solche, welche ganz auf ärztliche Erfahrung durch Naturbeobachtung beruht; die Theorie ohne Kenntniss der somatischen Zustände, welche auf das Seelenleben in der Art einwirken, dass es gestört wird, ist nicht brauchbar und sie kann nur zu leicht eine *Moria* der Aerzte werden, die ihre Geisteskranken blödsinnig macht.

Die *Moria* oder Narrheit, auch Wahnwitz oder Aberwitz wohl genannt, ist also ein mit Wahnsinn oder mit dem Folgezustand „Blödsinn" verbundenes Benehmen und weiter nichts, das in ärztlicher Hinsicht von Bedeutung wäre. Von dem Verhalten, welches man im gemeinen Leben mit Narrheit bezeichnet, kann hier nicht die Rede seyn. Das Verhalten der Halsarterien in dem folgenden Falle, habe ich leider nicht beachtet — Pathologie und Therapie der psychischen Krankheiten S. 157. ff.

N. N. bereits etliche 30 Jahre alt, wurde, der Angabe nach, in einer gesunden Familie geboren, und unter glücklichen Verhältnissen. In seinen Kinderjahren und später, sind nie bedeutende Krankheiten eingetreten, aber schon frühe bemerkte man ein eigensinniges Betragen, Hang zu einer eingezogenen Lebensart; N. war immer ruhig, und fleissig den Studien ergeben, daher er immer mehr sich ausbildete und der Angabe nach ein talentvoller Mensch wurde. Offenbar entwickelte sich ein hypochondrischer Zustand frühe, in Folge geistiger Anstrengungen und sitzender Lebensart; ob N. ausschweifte, nemlich Onanie trieb, ist unbekannt, doch wohl wahrscheinlich, denn seine kleine Figur ist hager und dürre; er litt an Brustbeschwerden, hat zu Zeiten Blut ausgeworfen und indem sein unbehaglicher Zustand unter dauernden geistigen Anstrengungen zunahm, schloss er sich menschenscheu in sein Zimmer ein, und wurde unthätig. Zu Zeiten wurde er von Nasenbluten befallen; er glaubte, im Gefängniss zu sitzen, sowie er seinen spätern Aufenthalt selbst für ein Zuchthaus hielt.

Das scheue, verschlossene, ängstliche Verhalten, verband sich in der Folge mit einer stets zunehmenden Unruhe, die gegen Abend am auffallendsten war, und nun wollte Patient in der Nacht herumwandern, Promenaden machen; er blieb unter solchem Verhalten indess höflich, lächelte gerne, besah sich im Spiegel und wollte nun sogar bei Frauen den Galanten machen.

Patient ist ein kleiner, dürrer, hagerer Mensch; sein Kopf ist in der Schädelpartie am kleinsten, sein Auge ist scharf und schlau blickend, das Gesicht hat einen komischen Ausdruck, der indess Widriges zeigt. — Der Puls ist klein; Patient zeigt keine Zustände, welche auf bedeutende organische Anomalien hindeuten, aber — er ist blödsinnig und so sehen wir: „schwach und unkräftig überhaupt constituirt, bei kleiner Schädelpartie, war das Gehirn hier unbedingt nie kräftig organisirt, während von Jugend auf, das Leben und die Entwicklung des Bauchnervensystems zu kräftig waren und so ist es begreiflich, wenn der Eigensinn der Kinderjahre bis zur Melancholie sich steigerte, die sich dann, wie gewöhnlich, mit Angst und Menschenscheu verband.

Das Gehirn, nicht befähigt zu Kraftanstrengungen, wurde hier dennoch ohne Unterlass angestrengt, das Studiren bei einer sitzenden Lebensart, war ohne Ende, und wissen wir, wie die anhaltenden geistigen Beschäftigungen das arterielle Blut zum Kopfe ziehen, das Gehirn reitzen, so werden da solche Reitzungen um so heftiger einwirken, wo die Fähigkeit zur geistigen Ausbildung fehlt, wie hier; das Blut, das normale Reitzmittel des Hirns, zerrüttet endlich dieses Organ, wenn eine solche verkehrte Lebensweise fortdauert und wenn hier die *vis naturae medicatrix* sich durch Nasenbluten zu helfen suchte, so vermochte solche Krise nicht mehr zu helfen, das Hirnleben sank tiefer und wenn die Unterleibsleiden nun zunahmen, sich durch Angst, namentlich am Abend, aussprachen, so haben unbedingt nicht unbedeutende, aber unbeachtete Blutcongestionen zum Kopf statt gefunden, in deren Folge die Hirnzerrüttung vollendet ist: „das ohnehin zu kleine Gehirn ist hier offenbar erweicht worden, worauf es später in einen zu zähen Zustand überging. Patient lebte längere Zeit in einem Zustande, wo die Vegetation eher zu- als abnahm; später wurde er leidend — sehr krank, das Weitere gehört nicht hierher.

Die Art und Weise, wie der Blödsinnige sich benahm, war in der Regel höchst sonderbar: „es war Narrheit hier, aber eben keine zum Belachen, keine lustige grade; es war eine Narrheit, die von Aberweisheit strotzte und mit einer Listigkeit verbunden, die den Kranken lästig machte, indem er sich versteckte, entwischte u. s. w. Unablässig beschäftigten ihn tausend Pläne, er wollte immer verbessern — in der Politik, in Landwirthschaft, kurz allenthalben glaubte er den besseren Leisten zu besitzen. Und wie kam es nun wohl, dass Patient sich so durchaus als ein aberwitziger zeigte? — Die Erklärung liegt nahe: „Alles was er sah und hörte, reitzte in ihm ein Streben nach Grossem auf und er wurde ein fleissig Studirender, der den Mangel an Fassungsgabe durch Anstrengung und Ausdauer zu ersetzen suchte; er kam dahin, sein Gedächtniss vollzustopfen, erschien dadurch sogar talentvoll, aber es gelang nicht, das Vernunftprincip gut hervorzuheben, weil dessen Organ, das Hirn, dazu nicht hinreichend constituirt war und — die Anstrengung zerrüttete dasselbe, der Mann wurde blödsinnig. Also Eitelkeit, Hang nach Grossem hatte dem Streben die Richtung gegeben; wir wundern uns also nicht, wenn Patient es liebte, seine Gelehrsamkeit auszukramen, wie thörigt sie auch war. Wenn man widersprach, nicht hören wollte, so wurde N. böse und eigensinnig, wo er auf das Vollendeste kindisch sich benehmen konnte. Nicht unter sehr heftigen Zufällen, langsam und heimlich fast, hat hier der Blödsinn sich entwickelt und so ist es immer der Fall; wo man die *Genesis morbi* nicht sieht, da liegt es an dem Beobachter! Der angeborene Blödsinn, ich bemerke das, ist hier ausgeschlossen; dieser Blödsinn ist ein Zustand besonderer Art. —. Dass ich durch die Nachweise der Entstehung des Blödsinns hier, dem Materialismus eine Thatsache geliefert habe, wird der gute und erfahrene Forscher nicht behaupten wollen.

§. 9.

Geschichte eines Falles von tiefer Melancholie, in welcher die Kranke von den furchtbarsten Angstgefühlen gepeinigt ist.

„Frau N. ist die Tochter gesunder Eltern, aber es wird gesagt, dass der Vater ein stiller Mann gewesen; eine Schwester der N. war in der Jugend einige Zeit verwirrt, seitdem aber gesund. Die N. selbst, stets geistig gesund, hat in fünf Wochenbetten viel gelitten, besonders aber bei der ersten Niederkunft. Nie bedeutend krank, litt sie jedoch oft an Kopfschmerzen, besonders in der Stirngegend und indem sie leicht schwitzte, erlitt sie leicht Erkältungen, die durch die feuchte und sehr wasserreiche Gegend ihres Geburtsorts gefördert werden mussten. Die Menstruation endigte nach dem letzten Wochenbett, zuerst erschien dieselbe noch zu Zeiten, wurde immer geringer und hörte dann ganz auf. Um diese Zeit entwickelte sich nun ein kranker Zustand des Unterleibs, und indem das Leben der Ganglien und Nerven hier lebhafter erwachte, sank das Leben des Gehirns unter dem Einfluss einer steigenden Venosität in eine Unthätigkeit, welche die N. in die Lage versetzte, ihren Zustand nicht mehr richtig würdigen zu können. Die peinlichen Gefühle im Bauch, setzten die Frau in Angst, sie wurde unruhig und verlegen; wie es so gewöhnlich ist, schob sie die körperlichen Angstgefühle nun auf äussere Verhältnisse, und so war es zuerst der Fall, dass sie ohne allen Grund geitzig wurde, in der thörigten Idee, wie das für das Wohl und die Existenz der Ihrigen nöthig sey. Im folgenden Frühjahr stieg der Zustand, sie war jetzt ununterbrochen in Angst und Noth befangen, und natürlich, denn erwacht das Leben in der Natur, so erfolgt auch ein Erwachen der Arteriellität in solchen Kranken, aber die pathologisch vorherrschende Venosität tritt hier hindernd entgegen, oft, und so hier, sinkt nun das Arterienleben um so tiefer, das Hirnleben erlahmt kräftiger, Patient wird um so geistig bornirter und die Angst steigt, weil die Unfähigkeit zur Erkenntniss ihrer rein körperlichen Ursache gestiegen und gemehrt ist. Patientinn suchte Trost in religiösen Schriften, aber fand ihn nicht und konnte ihn nicht finden, denn ihr Uebel war ein körperliches. — Häufig schwitzte die Frau; offenbar war hier ein Heilbestreben der Natur da, durch eine gesteigerte Activität der Haut, die Athmung und das gesunkene Arterienleben zu mehren — allein, dieses Streben der Natur blieb ohne Erfolg. Die anhaltende Angst, indem sie die

Nerven und das Hirn erregte, hinderte den Schlaf und so wurde der Zustand um so trauriger. Die Kranke, mit Mysticismus nicht unbekannt, schob nun ihre Leiden ganz auf den Teufel, machte sich selbst schlecht, es gab keine schlechtere Person, als sie war und so dauerte das Elend fort, bis sie nach einer schlaflosen Nacht plötzlich heftig, aufgeregt, verzweifelt wurde und nun darauf sann, ihrer Existenz ein Ende zu machen, was indessen verhindert ist, wogegen man Aderlass anwandte. Der Erfolg war kein guter, denn die Aufregung, das wilde Verhalten, ein Zustand von Tobsucht, blieb andauernd; Patientinn wollte noch einmal sich entleiben. Später traten ruhigere Zeiten ein, aber oft plötzlich folgten Aufregungen, mehr nervöse; die Angst war fürchterlich und begann zuerst in der Herzgrube.

Fragen wir, ob Aderlass hier gut war oder böse? — ich glaube, Aderlass hat hier geschadet und ich habe dafür die folgenden Bemerkungen und Gründe zu geben:

„Patientinn war dürre, nicht vollsaftig, ihre Reproduction lag nieder, sie ass wenig und so fehlte offenbar *Plethora*; Aderlass musste Arterien - Hirn- und Nervenleben also nur tiefer herabsetzen und wie nützlich in der Melancholie das Blutlassen auch ist, so ist ein unzeitiges sehr nachtheilig. Die Aufwallungen waren unbedingt zumeist nervöse, Folgen der heftigen Angst und dass hier andere Mittel oft passend sind, habe ich nachgewiesen, während wir in diesem Fall es deutlich bemerken, dass die Aufwallungen als mehr nervöse durch Blutlassen nicht gehoben sind, wohl fortdauerten. Fühlt die Frau keine Angst, so ist sie ruhig, spricht durchaus gescheit, vernünftig; nach Maassgabe, dass die Angst schwach ist und heftiger, erscheint die N. unvernünftig, scheu, furchtsam und spricht dann dummes Zeug; erreicht die Angst eine bedeutende Höhe, dann wird sie oft roth im Gesicht, ist bald heiss bald kalt, blickt voller Verzweiflung, klagt sich selbst an auf die unsinnigste Art und suchte selbst Andern zu schaden z. B. sie kniff, wenn sie konnte, gerne sich und Andere. Ich habe einen Melancholikus gekannt, der in Zeiten gesteigerter Angst, seine Finger am heissen Ofen anbrannte und damit endigte, wurde der Schmerz heftig, wo dann die Angst nachliess; dieser Kranke schob seine Angst auf magnetische Einwirkungen und brannte seine Finger, den Magnetismus abzuleiten: „die Theorie war falsch, die Praxis heilsam hier, sonst aber weiter nicht zu empfehlen.“ Frau N. hatte, als ihre Krankheit begann, einen übeln Athem, besonders zur Zeit, wo sie am lautesten war, so dass ein Purgans vielleicht eben so sehr möchte genutzt haben, als Aderlass nicht half. Wie sehr hier der Unterleib leidend war; wie wahrscheinlich hier in Folge der *Plethora abdominalis* und in Folge der Erkältungen, bei leicht schwitzender Haut, ein entzündlich gereitzter Zustand der Mucosa im Darmkanal statt fand, darauf deutet der Umstand, dass der Stuhlgang oft nur alle 6 bis 7 Tage eintrat; auch die Urinausleerung erfolgte oft nur einmal in 24 Stunden.

Patientinn ist unter den Verhältnissen, in welchen ich sie beobachtete, nicht im Mindesten gebessert, sie blieb, wie sie war. Ihr Puls war und blieb klein, sie zeigte überhaupt alle Eigenthümlichkeiten des melancholischen Zustandes. Trat die unheimliche Empfindung in der Magengegend auf, wuchs, wurde sie heftig, so erschien Patientinn wild, grob, böse; war sie ruhig, nur etwas wohl, so reichte eine Kleinigkeit hin, sie in Angst zu setzen. — Verzweifelt, dann grob und widerspenstig, nahm man ihr Benehmen zuweilen für blosse Bosheit und strafte sie mit einigen Hundert Schwingungen auf dem Drehstuhl. Patientinn zitterte vor und nach der Anwendung dieses modernisirten barbarischen Mittels am ganzen Körper heftig, wurde immer furchtsamer und hasste ihre Umgebung, weil sie dieselbe blos fürchten konnte und also keinen Trost sah. Genug, der Zustand blieb, wie er war; im Verlauf der folgenden Jahre soll die Frau, wie ich vernommen habe, etwas mehr ruhig und stiller geworden seyn — später hörte ich nichts weiter mehr von ihr.

Eigenthümliche Constitution in Folge climatischer Einflüsse, schwere Wochenbetten, Aufhören der Menstruation und ein kranker Zustand im Darmkanal, erscheinen hier als Momente, in deren Folge das Nervenleben im Bauch lebhaft erwachte, die Melancholie ausbrach. Aderlass hat hier sicher nicht genutzt. Je heftiger die Angst war, je aufgeregter, unbesonnener und verrückter erschien Frau N.; je mehr Angst fehlte, um so verständiger war sie, und begreifen wir also hier die Ursachen, in deren Folge die geistige Verwirrung auftrat, so begreifen wir aber auch, dass die Lehre durch solche Beobachtung nicht bestätigt wird, welche eine Identität der Seele mit Leib und Lebenskraft annimmt. — Eine anhaltend gegebene Application von Lavements, gelinde *purgantia* mit schwachen *amaris* und vor Allem Application von *hirudines ad anum*, wären hier angezeigt gewesen; Bäder mit aromatischen Kräutern, Reiben der Haut mit Spirituosis, gelinde blähungstreibende Mittel, z. B.: Melissenthee, Wasser mit Essigäther würden die Cur unterstützt haben, wie denn endlich, nachdem der Zustand sich bedeutender beruhigte, eine Reise in die Schweitz, in die heitere, trockne Bergluft unbedingt heilsam gewesen wären. Solche Kranke im nördlichen Deutschland, sollte man in die schlesischen Gebirge reisen und dort sich verweilen lassen, wobei man die Molkenkur sollte anwenden; ich bin geneigt, solche climatische Veränderungen für ein Hauptmittel zum Gelingen der Kur zu halten und noch kürzlich habe ich gesehen, dass ein gelinderer Zustand von Melancholie dadurch bald gehoben ist, wogegen eine Fluth von Arzneien früher nicht im Mindesten genutzt hatte. Solche Kranke verlangen in der Regel eine entschieden gütige Behandlung, und grade soviel Aufsicht, als nöthig ist, dass sie sich selbst und Andern keinen Schaden anthun.

Wollten Aerzte, welche die Krankenpflege für Züchtlinge und für Verbrecher überhaupt übernommen haben, sich endlich einmal die Mühe geben, mit Fleiss und Umsicht die körperlichen Zustände solcher Unglücklichen zu untersuchen, so möchte sich wohl Manches finden, was an die Organisation des Melancholikus erinnern könnte; wir würden, besser unterrichtet, dann mit der Zeit bessere und bestimmtere Urtheile über zweifelhafte Seelenzustände abgeben können, als dies jetzt in der Regel thunlich ist oder geschieht.

Ich habe noch kürzlich einen Fall kennen gelernt, wo ein gesunder Mensch eine Handlung beging, die in pecuniärer Hinsicht wichtig war; acht Tage später erscheint jener Mensch so melancholisch verrückt, dass man ärztliche Hülfe in Anspruch nahm. Nun entstand die Frage: „hat jener Mann die Handlung mit Vernunft gethan oder war er nicht mehr geistesfrei damals?“ — Ich bin der Meinung, dass der Mann seit lange nicht mehr recht gescheit gewesen, denn seit lange bemerkte man in seinem Verhalten, dass die gewöhnliche Ruhe, der ihm eigene Ernst, die Zurückgezogenheit, zu Zeiten mit Dreistigkeit, lebhaftem Verhalten und ungewöhnlicher Munterkeit abwechselten — der stets blöde Mensch, nun ein dreister und unbesonnener war. Waren hier nicht krankhafte Hirnaufregungen vorhanden? — ich glaube das hier um so mehr, weil sich später Verrücktheit einstellte. Gesetzt, jener Mann habe in der nicht als krankhaft erkannten Aufregung eine Uebelthat begangen; später sey eine tiefe Melancholie ausgebrochen, wo Patient seine heftige Bauchangst auf die Unthat nun bezieht; geräth man da nicht in die Gefahr, eine That aus Verrücktheit, für eine aus Sünde zu halten und das, was Körperangst ist, mit Gewissen zu verwechseln? — Dass das Feld zur Forschung hier ein noch ausgedehntes ist, sehen wir und dass hier Wichtiges zu finden ist, muss einleuchten: „das Vermögen, sich nach Vernunftgründen bestimmen zu können, also frei zu seyn, wird durch Körperkrankheiten oft mehr oder minder aufgehoben!“ Suchen wir nach Kräften die leiblichen Uebelstände zu finden, in deren Folge das Seelenleben krankhaft erscheint; so möge es anderen Aerzten, die Gelegenheit haben, gefallen, die Ursachen zu erforschen, in deren Folge das Böse für Zeiten oder für immer den Menschen beherrscht und ihn zum Sünder macht: „die Thorheit, welche Verbrechen und Geisteskrankheit identisch nannte, wird sich aus solchen Forschungen am deutlichsten herausstellen, während blosse Demonstrationen und Raisonnements sich fast im Gleichgewicht halten, und die Sache nimmer zur Entscheidung bringen. —

§. 10.

Geschichte eines Falls von Melancholie mit Wahnsinn, der mit Blödsinn im Tode endigte; Unterschied zwischen krankem Körpergefühle und Gewissen. Sogenannter religiöser Wahnsinn.

Patientinn, welche bei ihrem Tode circa 40 Jahre alt war, ist in einer Familie geboren, in der keine erblichen Uebelstände, der Angabe nach, am wenigsten Geisteskrankheit, vorhanden waren. In den Kinderjahren und als Mädchen, litt sie erst häufig an heftigen Ohrenschmerzen, später an Magenschwäche und unbedeutende Ursachen erregten Gallenbrechen — die Kunst richtete nichts aus. — Bei diesem Zustande zeigte sich überdem eine grosse Empfindlichkeit, eine Sensibilität über alle Massen: „unangenehme, selbst durchaus unbedeutende, Vorfälle, machten sogleich einen tiefen Eindruck auf die N., ja — solche Vorfälle, durften nicht einmal ihre eigene Person betreffen, fremde Angelegenheiten berührten sie gleich stark. Man nahm dieses weiche, schlaffe Verhalten für Gutmüthigkeit und betrachtete die N. als „theilnehmend," da sie in der That sich um gar viele Sachen bekümmerte und in ihnen Gelegenheit fand, ihre Schwatzhaftigkeit zu befriedigen.

Der Materialist, der das Gehirn die Seele nennt, eine materielle Seele, eine denkende Materie decretirt, hat nun bei so reitzbaren Subjecten als Patientinn ist, sich überzeugt, dass die Materie auch „*Remords* oder Gewissensbisse“ haben könne. Aber wie verkehrt ist solcher Schluss! — Das Benehmen der N. und ähnlicher Kranker ist Krankheit; ihr Gehirn war leidend und dass in demselben krankhafte Zustände in früher Jugend da waren, dafür spricht die Angabe über erlittene heftige Ohrenschmerzen, die oft das Symptom eines bedeutenden Zustandes sind, was wir Cap. 5. §. 13. bei Hirnschwindsucht, nach Schönlein, nachweisen wollen. — Wenn hier das Nervensystem und das Arterienleben, vielleicht in Folge eines Hirnzustandes sehr empfindlich waren, das Leben der Bauchorgane und Nerven sich nie gesund entwickelte, so beruhte diese Theilnahme in Angstgefühlen, war blos Krankhaftes; wir begegnen hier keiner gesunden Urtheilskraft, die mehr fehlte, als mit einer leiblichen und geistigen Gesundheit in Harmonie stand. Bei diesem leidenden Zustande wurde die geistige Cultur der Kranken offenbar nicht zum Besten geleitet; sie zeigte in religiöser Beziehung schon frühe verschrobene Ansichten und continuirte damit bis zu dem

Ende ihres Lebens, oft auf die möglichst lächerlichste Art.

In den Jahrèn der beginnenden Pubertät und noch später, will man keine Neigung zum männlichen Geschlecht bemerkt haben. Eine Bekanntschaft wurde abgebrochen, ohne dass die N. dadurch bekümmert ist; ein späteres Verhältniss endigte gleichfalls, und hierbei war man geneigt anzunehmen, dass Nichtbefriedigung des Geschlechtstriebs eine Mitursache der spätern Verschlimmerung des Zustandes wurde. Eintritt und Dauer der Menstruation blieben normal. Sobald Patientinn vollständig verrückt geworden war, haben Erbrechen und Würgen, sonst durch Aerger, Diätfehler u. s. w. so leicht eintretend, ein Ende genommen, denn die Empfindlichkeit der Bauchnerven war antagonistisch durch das so hoch krankhaft gesteigerte Hirnleben herabgesetzt. Nun hatte Patientinn guten Appetit, die Magenleiden sind verschwunden. Der schlimmere Zustand soll mit einer Krankheit begonnen haben, wobei sich die Zeichen einer gelinderen Leberentzündung zeigten; ihre Empfindlichkeit,— ihre Scrupel, waren gross; sie tadelte sich, nicht fremde Fehler verhüthet zu haben und am unglücklichsten war sie, sobald ihre religiöse Ansicht sich nicht befriedigt fand; ihr Aufschrecken wurde stets grösser und zu Zeiten sprach sie durchaus verwirrt, in anderen Zeiten war sie wieder bei Besinnung. Aderlass, Blutegel u. s. w. wurden angewandt, die körperliche Krankheit, der Fieberzustand wurden gehoben, aber die geistige Verwirrung blieb. Etliche Zeit später, nach circa 6 bis 8 Wochen, wo ein grosses Geräusch auf die empfindliche Person einen tiefen Eindruck machte, sie in einen heftigen Schrecken versetzte, da erfolgten Zunahme und Verschlimmerung des Zustandes und nun erschien die Kranke wie total tobsüchtig: „sie entkleidet sich, schlägt um sich, ruft, betet, schreit, wirft sich nieder, schlägt den Kopf an die Erde.“ — Hierbei hält Patientinn ihren Appetit; ihr Gesicht ist blass, geschwollen; der Blick ist gestört und wirre; der Athem riecht übel, die Zähne sind zerfressen und das Zahnfleisch ist geschwollen, wo der Grund des übeln Athems zum Theil liegen mag. In der Ruhe ist die Athmung ruhig, in der Aufregung wird sie beschleunigt; sie trinkt reichlich, wenn man zu trinken anbietet; die Menses waren noch da; die Füsse waren etwas geschwollen, die Transpiration ist geringe; der Schlaf fehlt, denn in der Nacht tobt die Kranke, aber sie ist in der Wildheit nicht böse.

Ich habe die Kranke nicht volle drei Monate beobachtet, wo sie starb. Patientinn war von mittlerer Höhe, schlank gebaut, zart von Knochen, total vermagert, das Bild der Cachexie; sie erschien als eine Person, die in Folge der sogenannten Nervenschwindsucht total abgezehrt, ihrer Auflösung entgegen ging. Zu Zeiten laut, wild, aufgeregt, schlaflos, erschien das Leben in dem arteriösen System nie kräftig; die Aufregung erschien eine mehr nervöse. In Zeiten der Ruhe, sprach sie recht vernünftig, aber bald mischte sie religiösen Unsinn ein und bewies, wie nachtheilig die Folgen einer nicht soliden Ausbildung, selbst noch in der Verrücktheit sich aussprechen. Je mehr aufgeregt, je unsinniger war sie und da wechselten Gebete, fromme Gesänge mit weltlichen Dingen, untermischt mit Witzeleien, Liebesangelegenheiten und so lächerlichem Zeuge oft, dass es zum Erbarmen war. Der Zustand sank immer tiefer, die Vermagerung wurde furchtbar, das schwache Hirn versank immer tiefer in Blödsinn. Patientinn verlor nach und nach die Gefühle des Hungers; zum Unglück trat die tolle Idee, zur Ehre Gottes fasten zu wollen hinzu und nun wollte sie nicht essen, biss den Mund zusammen und lachte dann obendrein über die Mühe, die sie der Umgebung er-

erregte. Hier ist der einzigste Fall, in welchem ich ein Füttern durch die Nase mit Nutzen anwenden sah; bei hinreichender Weite der Wege, drang die elastische Röhre leicht ein, ja Patientinn war selbst behülflich zu Zeiten und schwatzte und schäkerte selbst recht lächerlich zuweilen, während man Bouillon durch die Röhre in ihren Magen goss! — Völlig erschöpft, entschlummerte sie leise und sanft! —

Aus dem Erfund der Leichenöffnung habe ich mir das Wichtigere bemerkt. „Die Masse des Gehirns zeigte nichts" — ich glaube indess, dass die Untersuchung fast zu eilig vorgenommen wurde, denn irre ich nicht, so war das Gehirn immer zu sehr weich. Die *Dura mater* sah man namentlich im Verlauf des *Sinus longitudinalis* entzündlich geröthet, sie war blutreich, ihre Gefässe und die in der *Basis cranii* strotzten von Blut. Die *Dura mater* war stellenweise mit der *Arachnoidea* verwachsen, und unter ihr befand sich wässerigte Feuchtigkeit. Wie der ganze Leib verzehrt war, so zeigten sich auch die Lungen wie atrophirt; in ihren oberen Lappen sassen einige Indurationen oder sogenannte Tuberkel. Das Herz war auffallend klein; der linke Ventrikel in seinen Wandungen verdickt, zeigte eine nur kleine Höhle; der rechte Ventrikel zeigte bei dünnen Wänden eine grosse Höhle. Die Wände der Vorkammern waren auch zu dünn; der Herzbeutel, sehr gross, enthielt reichliche Menge von Wasser. Das Diaphragma war dünne, wie eine Haut; die Leber im Ganzen flach und dünn, und der rechte Lappen reichte herab bis zur *Spina anterior superior ossis Ilei*, während er oben unter den Rippen eine Verhärtung zeigte, fast wie ein grosses Taubenei, die einen festen, knorpelartigen Kern enthielt. Die Gallenblase lag durch die Lage der Leber tief abwärts; der Magen lag weniger quer, als senkrecht abwärts; in der linken Niere lagen drei Körnchen, eines wie eine Erbse gross. Die Eierstöcke hart, wie eine Wallnuss gross; der rechte, in Fächer getheilt, entleerte aus diesen beim Einschneiden helles Wasser. Eine weitere Untersuchung von Rückenmark, Nerven, Ganglien, Arterien und Venen fehlt; der Kopf der Person war relativ zu klein und ihr Gehirn war offenbar gleichfalls für ihren übrigen Leib, ebenso, wie das Herz, für zu klein zu betrachten. —

Endige ich hier diese Mittheilung, so will ich in der Folge in dieser Weise fortfahren und hoffe dann, sorgfältiger Gesondertes und Beobachtetes zu geben, als bis jetzt geschehen ist. Möchten Andere ein Gleiches thun und mit mir einsehn, dass Krankengeschichten, die gut sind, ganz richtig von Heinroth als Base der Psychiatrie bezeichnet sind; halbe, nicht von vorne herein beobachtete Fälle, sind erste Quelle der Irrungen. —

Unbedingt zeigt dieser Fall ganz evident den Einfluss, den eine kranke Organisation auf das Seelenleben ausübt; er zeigt, dass Uncultur oder selbst mangelhafte Ausbildung, Geisteskrankheit verschlimmert und fördert; er zeigt, dass es gar zu übel ist, wenn man kranke Körpergefühle mit Gewissen verwechselt oder krankhafte Empfindlichkeit nicht von Güte und Mitleid, den steten Attributen der Vernunft, zu trennen weiss. Eine gute Forschung lehrt uns die Anomalien der organischen Masse kennen, und lässt uns sehen, wie die Vitalkraft in kranken Organen unrichtig lebt; nie aber und nimmer entdeckt Forschung uns das Wesen der Seele, des Vernunftprincips in uns, und so sehen wir auch in diesem Falle, dass, wie toll und verrückt die Kranke sich auch darstellte, immer doch die Existenz der Vernunft im Hintergrunde bemerklich sich machte.

Und berücksichtigen wir das, was in Cap. 1. und Cap. 2., gestützt auf Thatsachen, gesagt ist über das Seelenleben in seinen Beziehungen zum Körperleben, so leuchten zwei Wahrheiten unabweislich ein:

1) „Durch Krankheiten der Organisation, wird das Seelenleben nach Maassgabe der Grösse der Körpertheile gestört; je mehr uud tiefer das Hirnleben zerrüttet wird, je bedeutender erscheint die geistige Verwirrung. Nun frage ich: „hat der sogenannte Materialismus, der die Materie vergöttern will, den Mangel einer selbständigen vernünftigen Seele decretirt, hat er bei allen diesen, ohne Rücksicht angestellten Forschungen, Beweise erobert?“ — nicht im mindesten, daher steht es fest:

2) dass wir auf dem Wege der Naturforschung nie dahin gelangen können, das Wesen der Seele zu ergründen; wir können sie auf diesem Wege nicht beweisen, aber auch nicht läugnen, wir können keine Identität von Seele, Leib und Lebenskraft nachweisen und — zeigt uns Naturforschung unsere Grenzen, so ist der ein vollendeter Thor, der sie nicht achtet: „etwas wollen, was man nicht kann, ist Thorheit.“ — Fühlt der, der vernünftig ist, ganz von selbst und ohne Weisheit der Weisen, in sich die Existenz einer vernünftigen Seele, so gibt es eine andere Wissenschaft, die mit der Vernunft strenge harmonirt, welche alle seine Zweifel entfernen kann;

hier ist die wahre Metaphysik, und die einzige, welche existirt.

Jede Erklärung über die Wechselbeziehung zwischen Leib und Seele, die nach Materialismus schmeckt, ist rein unwissenschaftlich und der, welcher sie zu geben wagt in solcher Art, hat sich selbst ein böses Urtheil gesprochen; er hat sich selbst zu einem jener *gens d'ésprit* gemacht, die sich irren, „*de ce, qu'ils n'ont pas assez d'ésprit*" und das ist doch misslich! —

Die Thatsachen, welche ich hier mittheilte, die ich ohne besondere Auswahl, die mir fehlte, nahm, zeigen uns ferner unbedingt, dass die von mir, ja selbst schon von den besseren Alten, als naturgetreu angenommene Classification der Geisteskrankheiten — die allein richtige ist und ich kann es nur dem Mangel oder der Gleichgültigkeit beim Beobachten zuschreiben, wenn die alte Verwirrung, für die Praxis so schädlich, noch immer ihre Vertheidiger findet. Noch immer ist es der Fall, dass man Symptome, Stadien, Formen, Krisen sogar mit Witzen, Klagen, Stille u. s. w. der Kranken in die ärgste Verwirrung und Vermengung bringt.

Blödsinn ist die üble Krise nach den zwei einzigen Hauptformen, dem Wahnsinn und der Melancholie, und was diese sind, zeigt meine Pathologie und Therapie. Nun zeigt sich der Blödsinnige — witzig, weinend, spricht religiösen Unsinn; was that man nun? man machte eine *Moria*, *Melancholia religiosa*, eine *Anoia*; diese sollen nun selbständige Zustände seyn, mussten mit Wahnsinn und Melancholie rangiren, ja die Acme des Wahnsinns, die Tobsucht s. *Mania* wurde zugefügt, und ist es da ein Wunder, wenn diese Verwirrung kaum auszurotten ist? — Ich bin fest davon überzeugt, dass sich schon Einer gefunden hat oder finden wird, der mir die Gabe der Beobachtung sogar abdemonstriren wird! — aufrichtig gesagt, so ist mir das gleichgültig; ich bin fest überzeugt, dass die Ansichten, welche ich nach den Alten und nach der Natur aussprach, die richtigen sind und, dass sie noch volle Gültigkeit haben werden, wenn die Opposition in der Erinnerung schon verschwunden ist.

Derjenige, welcher sogar alles gelesen hat, was je nur über die psychischen Krankheiten gesagt ist, ist deswegen doch nicht im Stande, diesen Zweig der Wissenschaft zu fördern; was nützt es, nur das zu repetiren, was gesagt ist? — Damit bleibt man nicht nur auf dem Flecke stehen, sondern macht Rückschritte, denn nur zu gerne macht die Phantasie neue Einschiebsel, jedes Einschiebsel wird ein Vorurtheil und so wird der Process zur Ermittelung der Wahrheit fast ein ewiger. Möchte man dies einsehn! — und um das zu können, muss man Goethe's Worte für wahr halten, diese nemlich:

„Was hilft es, immer fremden Thaten,
Mit grösster Sorgfalt nachzugehn? —
Sie sind nicht auf der rechten Spur:"

Natur, mein Herr! Natur, Natur! — und gewiss, nur durch Forschung in der Natur ist es möglich, die Lehre von den Geisteskrankheiten wahrhaft zu fördern und Wahrheiten zu entdecken, die mit der Moralität in Einklang stehn, während hier die Phantasie, wie sie auch mit Citaten aus den Schriften der Beobachter prunken mag, nur auf Irrwege führt.

In den jetzt folgenden Kapiteln wollen wir, ohne uns auch nur im Mindesten vor dem Vorwurf des Materialismus zu fürchten oder es zu wähnen, dass Andere es mit mir machen können, wie la Mettrie dem Cartesius that, dreist unsere Forschungen im kranken Menschenkörper andeuten, denn gar zu gerne entschuldigen wir auch den Verbrecher, indem wir selbst die Sünde am liebsten als ein Resultat der irdischen Unvollkommenheit ansehn. —

Cap. 3.

Selbstmord ist immer eine Folge von somatisch-psychischen Leidens-Zuständen: über körperliche Verhältnisse bei verschiedenen abnormen geistigen Zuständen.

„Ich habe öfter, so in der Pathologie und Therapie, Berlin 1836, und in den Notizen, Berlin 1835, meine Beobachtungen über den Selbstmord bereits ausgesprochen; indem ich jene und die aus Aufsätzen benutze, darf ich mich kurz hier fassen, aber nicht ganz unberührt durfte ich den Gegenstand in einer Schrift lassen, welche die Relation zwischen Körper- und Seelenleben sich zum Gegenstand gesetzt hat: „beim Selbstmord ist es grade der Fall, dass die Herrschaft sich am deutlichsten ausspricht, welche der Leib, wenn er tief erkrankt ist, über das Seelenleben ausübt; wir haben das hier auch bereits in Cap. 2 gesehen, in den Krankenberichten §. 3, §. 10; und eben so in den übrigen Fällen von Melancholie, wo kein Selbstmord versucht ist, dass grade auch die wichtigste bedingende Ursache fehlte. — Wir wollen bei Kürze, die Deutlichkeit indess strenge beachten.

Was ist Geisteskrankheit oder Verrücktheit? —

„Die Verrücktheit ist, ihrem Wesen nach, eine

Krankheit, welche auf Störung der normalen organischen Hirnfunktion beruht; diese Störung ist also die *Causa proxima* der Verrücktheit, von ihrem niedrigsten bis zum höchsten Grade.“

Diese Störung der normalen Action des Gehirns erfolgt in zwei Richtungen, direkt oder primär und hier weilt der Wahnsinn — oder sie ist indirekt oder secundär, und diesen Zustand nennt man Melancholie; und hier sind die zwei Hauptformen der Verrücktheit, die in ihrem Ausgange in den Blödsinn, durch Complicationen unter sich und mit anderen Zuständen, in ihren Stadien, durch das Betragen der Kranken und andere Umstände so viele Besonderheiten zeigen, dass hieraus eine unbeschreibliche Verwirrung in der Classification und Namenbezeichnung entstanden ist und in neuerer Zeit ist es, soviel ich mich erinnere, nur F r i e d r e i c h, der in seiner schätzenswerthen Diagnostic der psychischen Krankheiten, Würzburg 1832, S. 382 dahin sich ausspricht, dass er im Gehirn jederzeit den Sitz der psychischen Krankheiten annimmt, und das Gehirn entweder idiopathisch oder consensuell leidend gefunden hat und so ist es auch, aber, geben auch wir die Schwachköpfe gerne preis, so müssen wir R e i l's Lehre, dass mit der Erschlaffung einer Hirnfaser der Götterfunke in uns ein Feen-Mährchen werde, durchaus ablehnen, und den herrlichen Reil bedauern, der nur in einer hypochondrischen Verstimmung es vergessen konnte, dass er die Grenze nicht achtete, wo es mit unserer Forschung ein Ende hat. Betrachten wir nun die Charaktere der zwei Hauptformen: „In der ersten Form „Wahnsinn" influirt das Arterienblut zu kräftig auf das Gehirn, theils durch Qualität und theils durch Quantität, daher denn geräth die Action des Gehirns total in Unordnung, sie wird tumultuarisch und die Kranken sind wie toll, wie absolut verrückt, toben und rasen, wenn die Hirnreitzung hoch gesteigert wird, also die *Acme morbi* eintritt, die Manie heisst. Es ist rein falsch, wenn man den Namen „Mania," der nur der Acme gebührt, der ganzen Krankheit beilegt; selbst Pinel hat diesem Irrthum gehuldigt.

In der zweiten Form „Melancholie" liegt das Arterienleben darnieder, fehlend ist dessen wohlthätiger Einfluss, aber das prävalirende Venenleben übt seine lähmende Einwirkung auf Hirn und Nerven aus: „die Action des Gehirns erlahmt von dem niedrigsten bis zum höchsten Grade, wo Patient wie erstarrt, oft als eine Bildsäule erscheint. Hier hat sich die Vitalität des Gehirns vermindert und je mehr sie mindert, je höher erwacht und lebt die Vitalität der Ganglien und Nerven des Bauchs kräftig empor — die geistige Oberherrschaft des Gehirns geht verloren und Patient fühlt Angst, da sein unthätiges Gehirn den Zustand, in welchem er lebt, nicht mehr zu würdigen weiss, denn das erlahmte Hirn ist nicht mehr hinreichend befähigt, dass die Vernunft sich dieses ihres materiellen Mediums normal bedienen könne, in reiner Normalität zu erscheinen.

In solchen Zuständen, wo Melancholie sich mit, oft scheinbar unbedeutenden, Anfällen von Wahnsinn verbindet, da erst, in solchen gemischten Zuständen, wird der Melancholikus wie toll, rein verrückt; diese Zufälle primärer Hirnaffection sind es, in denen das bis jetzt blos erlahmte Hirnleben, nun auch total alienirt wird. Und wissen wir, dass der Selbstmord in grossen und dumpfen Städten, in tiefen, feuchten, nebeligten Ländern namentlich und in den heissen Tagen bei Gewitterluft zur Zeit, wo der Sommer in den Herbst geht, statt findet, so fragen wir, wie kommt das? — wäre die Seele disponirt, unter bestimmten Umständen so unsinnig zu werden, dass sie sich aus dem Verband mit dem Leibe selbst setzt? — wäre das, dann gäbe es keine Seele, alles wäre Materie und das Bessere an uns wäre ein Mährchen, wie der alte und neue Lamettrismus das gesagt haben. — Sehen wir demnächst, wie unstatthaft diese in der That gar zu misslichen Ansichten des Lamettrismus sind: „Nicht allein aus dem, was ich in dieser Schrift mittheilte, aus allen meinen Erfahrungen, wie und wo ich sie aussprach, geht zur Evidenz hervor, dass, nicht im gesunden oder normalen, wohl aber im kranken Zustande, das Seelenleben mehr oder minder bedeutend von dem Körperleben abhängig ist, doch aber so, dass selten, höchstens nur für kürzere Zeiten das Seelenleben rein und ganz unterdrückt wird; wenigstens habe ich in den von mir beobachteten Fällen es nie verkennen können, wie die Vernunft, auch noch so sehr verdunkelt, dennoch im Hintergrund sich bemerkbar machte. Aus den Thatsachen, die ich beibrachte, so hier Cap. 1., haben wir gesehen, wie die irren, welche das Seelenleben so roh mit der Materie verbunden nennen, dass Hirn und Seele ihnen dasselbe sind; genug, wir haben gezeigt, dass der Materialismus, indem er Seele, Leib und Lebenskraft identificirt, ein identischer Begriff mit Unsinn wurde, und also Materialismus nicht existiren kann, daher wir jene Lehre ohne wissenschaftlichen Boden, die blos befiehlt oder decretirt, zu Ehren des Herrn de la

Mettrie, den Lamettrismus nennen, welcher uns Kunde von Sachen geben will, die über unserem Horizont liegen und mag man hier nun rein materiell oder rein spirituell verfahren, es bleibt immer Unerwiesenes, es ist Lamettrismus. Keine Forschung erklärt uns das Wesen der Seele; die Vernunft, besitzen wir sie, bürgt uns für ihre Existenz und denkt und handelt der Mensch so, dass hier der Einfluss der Vernunft nicht mehr obwaltet, dann ist er körperlich in der Regel erkrankt, sein Gehirn ist momentan oder für immer unbefähigt für die Manifestation der Vernunft, die Materie und die sie belebende Kraft waltet herrenlos und die That, gegen sich und Andere wird eine blos körperliche, mechanische: „jeder Selbstmord ist eine körperliche Handlung in dem Augenblick, wo körperliches Leiden das Seelenleben verdüsterte und momentan oft nur aufhob, so dass scheinbar geistesgesunde Menschen nur zu oft durch Gewalt gegen sich, die Welt überreden, es sey der Selbstmord grade mit Hülfe der Vernunft vollbracht, und das ist doch im mindesten nicht wahr.“ — Welche Zufälle den Menschen ergreifen mögen: „Glückswechsel der grellsten Art, jedes erdenkliche Unglück und er wird nie Selbstmörder, so lange seine Vernunft durch keine Körperkrankheit beherrscht wird; so blieb Ludwig XVI. vollendet vernünftig und gut, wie furchtbar auch der Weg vom Throne zum Schaffot war, und der Eroberer, den selbst Deutsche — ich sage blos, Schreibewuth hoch preist, wurde durch sein Unglück kein Selbstmörder, wenn er, mit Byron zu reden, „der Vernichter selbst vernichtet, der Besieger selbst besiegt, der die ganze Welt gerichtet, bittend auf den Knien liegt!" — So ungeheuer es war, dass der Eroberer einen Kerker fand, so blieb er doch geistesfrei, wurde blos nur sehr hypochondrisch und von Langeweile geplagt, wo er sein physisches und moralisches Unbehagen mit dem fixen Namen Sir Hudson Lowe belegte. Genug, bleibt der Mensch geistig frei, so führt ihn kein Unglück zum Selbstmord, aber er wird dazu schreiten, wenn er krank wird — Pathologie und Therapie S. 253 ff. — Selbstmörder sind Melancholiker, theils in Folge erblicher Anlage, theils in Folge von Leidenschaften, Ausschweifungen, Unglück, nicht befriedigter Ehrsucht, Schande, auch in Folge von Krankheiten verschiedener Art. Anfänglich mögen die Anfälle von Melancholie nicht sehr heftig seyn, Patient beherrscht sich noch und bekämpft seine Angstgefühle, so dass die Welt, selbst Aerzte, den Zustand verkennen; in späteren Anfällen, im

Herbst oder in den heissen Tagen, bei Gewitterluft, wo der Sommer in den Herbst übergeht, dann am meisten, wenn überdem heftige Leidenschaften einwirken, fühlt der Leidende, dass er seine Angst nicht lange mehr verheimlichen kann, er mag durch Spirituosa sich oft reitzen und seiner Umgebung nun selbst geistreicher erscheinen, die Witterung wird überdem der Steigerung seines Zustandes günstiger und — nun erwacht das bis dahin mehr oder minder gesunkene arterielle Leben, es treten oft rasch und plötzlich Congestionen zum Kopf ein, das Hirn wird arteriell gereitzt, und die furchtbaren Angstgefühle, der Melancholie eigen, verbinden sich mit der Exaltation des Wahnsinns, die muthig macht und — in diesem Moment des Schreckens, dem Moment wo alles Elend von Melancholie und Wahnsinn sich einigen, da erfolgt die traurige That und das Leben endigt durch eigene Hand, denn diese ist herrenlos geworden. Also dann, wenn Wahnsinn eintritt, erfolgt Selbstmord — und früher nicht. In meinen Notizen schilderte ich Fälle, wo ich in einer unheimlichen Nähe den Hergang sah und hier, wie in anderen Fällen sah ich mit Erstaunen, wie schnell und heftig das Arterienleben erwachen kann und Melancholie wandeln in Wahnsinn; ich habe es hier gesehen, wo unter dem Simulacrum der Vernunft, der Selbstmord so recht schlau unternommen ist und in mehr als einem Falle, dessen Erinnerung mir widerlich geworden. Man lese die oben Cap. 2. §. 3 und 10 erzählten Fälle, wo der Selbstmord von Melancholikern im Zustande von Wahnsinns-Exaltation versucht ist, und man wird mir Recht geben. Mir sind Fälle von Selbstmord bekannt, die mit der raffinirtesten Sorgfalt für das Gelingen ausgeführt wurden; ich erinnere mich eines solchen Falls, wo ich seit zwei Jahren durch den blossen Anblick überzeugt war, dass Verrücktheit hier würde ausbrechen, aber dahin kam es nicht — ein böser Selbstmord endigte diese traurige Existenz. Wird Selbstmord verhütet, so sehen wir, dass die Blutung, der Schrecken, der Eindruck des kalten Wassers — den Gesundheitszustand bessern; in anderen Fällen wird der Gerettete z. B. Cap. 2 in §. 3 und 10, in der Melancholie, im Wahnsinn verharren, oder der Zustand steigert sich oder endlich gar, wir sehen jetzt erst Melancholie oder Wahnsinn ausbrechen und der vom Selbstmord abgehaltene oder Errettete, endigt im Krankenhause der Geisteskranken, wovon ich sogleich ein Beispiel anführen will. Sollte es nicht Fälle geben, wo in dem Moment des Selbstmords, solche Kranke vielmehr getrieben werden, Andere zu morden? — ich glaube das und bemerke, wie hier der Forschung ein weites Feld sich öffnet, von dem ich oben bereits gesprochen habe. Personen, die mit oft nicht erkannten Melancholikern in Berührung stehn, ihren Leidenschaften nachgeben, ihren Extravaganzen huldigen, dieselben fördern und sie zu Thorheiten verleiten, welche der Leidende in helleren Zeiten bereut und fürchtet, denn solche Kranke sind für die öffentliche Meinung empfindlich; solche Personen werden dem Kranken zum Verderben, ihre Unkunde wirkt schrecklich und ebenso verderblich, wie die von Anderen, welche das Leben solcher Leidenden durch Bosheit und Leiden, dem traurigen Ende rasch zuführen.

Der Selbstmord ist Resultat eines kranken Körperzustandes; er erfolgt nur in dem Schreckensmoment eines vereinigten Leidens von Melancholie und Wahnsinn; in dem Moment, wo Melancholie evident sich aussprechen oder Wahnsinn eintreten würde, wird der Erfolg verhindert und nur in den selteneren Fällen, bei äusserst fest constituirtem Hirn namentlich, wird der Schrecken der That oder wird die erste Folge derselben, heilend einwirken.

Ich halte Schriften, in welchen man eine Apologie des Selbstmords gibt oder Selbstmörder lobend hervorhebt, für die feindseligsten Angriffe auf die Moral. Man muss sie in den Index bringen, denn sie verwirren schwache Köpfe; und ist es nicht unrecht, wenn man da Vernunft sucht, wo allein die verkannte, aber oft selbst bis zur Statue erstarrende Apathie mit der ihr nur eigenen Eiseskälte den Stahl schleift, ihn auf die Rippen setzt und nun wartet, bis der Wahnsinnsmuth, bis Manie eintritt und nun diese der Hand die Kraft leiht, den Dolch in das Herz zu stossen! — Hier ist nicht Vernunft, hier ist Tobsucht, Raserei, Manie, und wohl hat hier die schöne Literatur sich besudelt, sie hat uns „eine Schuld" durch Müllner gegeben, die anderen nicht zu gedenken, und ein spanisches Stiergefecht ist mindestens gescheiter, als so böser Hohn auf menschliche Vernunft; gewiss, hier ist purer Lamettrismus, mit dem ich mich nimmer abfinden kann. —

Um genau zu zeigen, wie tief zerrüttet der Organismus von Personen ist, die zum Selbstmord schreiten, theile ich hier einen Fall mit, wo der Selbstmord verhütet wurde, aber der Kranke in einen dauernden Wahnsinn verfiel, der in Folge ungünstiger Umstände, im Tode endigte. Ich habe diesen Fall schon einmal mitgetheilt, in Dr. Friedreich's Magazin für Seelenkunde, Heft 7, Würzburg 1831. Dieser Fall, den ich hier im Auszug mittheile, ist wohl nur wenig bekannt geworden, aber er scheint einer grösseren Verbreitung werth zu seyn: „N. N. erreichte ein Alter von 26 Jahren. In Ansehung seiner Abstammung wird bemerkt, dass ein mütterlicher Grossvater ein beschränkter Mann gewesen, ein Oheim seiner Mutter zeigte grosse Geistesschwäche. Die Familie des Vaters geistig und leiblich gesund. Die Mutter starb mit etlichen 40 Jahren phthisisch; ein Bruder und eine Schwester der Mutter waren geistesschwach. Mit unserem Patienten schwanger, litt die Mutter häufig durch Zahnschmerzen, Gram und Kummer; Patient ist der Aelteste unter seinen Geschwistern, von denen ein Bruder spät geistig entwickelt wurde. Patient selbst, wurde normal entwickelt, litt nicht bedeutende Kinderkrankheiten, zeigte klaren Verstand, ein tiefes Gemüth und war oft bis zur Wildheit lebhaft. Mit Eintritt der Pubertät, wir bemerken das gleich, begann bereits seine Leidenszeit, denn nun traten Pollutionen ein, er war den Weibern nicht gewogen, das kindische Lebhafte hatte ihn schon frühe verlassen, er war zurückgezogen und blöde gegen Fremde; er will sich erst der Landwirthschaft widmen, widmet sich indess, doch erst mit 18 Jahren den Studien, ist auf Schulen durchaus schüchtern und einsam und vielleicht haben Pollutionen, vielleicht Onanie selbst, nachtheilig eingewirkt. Auf Universitäten dauerte das stille, einsame Leben fort; er überschätzte seine Talente gewaltig und es wird noch angemerkt, dass Patient ohne Ursache seinen Vater niemals geliebt habe. N. studirte durchaus wunderlich, er betrieb immer nur einen Gegenstand, während er die anderen Zweige der Wissenschaft total versäumte; nun fasste er einen anderen Gegenstand auf und so wechselte er. Dem Schulfache gewidmet, hatte N. bereits an einem Gymnasium Unterricht ertheilt; indess, höher strebend, besuchte er abermals eine Universität, liess sich noch einmal examiniren, um höher gelangen zu können. Da N. nicht so glänzend bestand, als dies der hohen Meinung entsprach, die er von seinem Werth hatte, so begab er sich sogleich auf eine andere Universität, wo er mit Eifer die Philosophie betrieb, Doctor der Weltweisheit s. *Philosophiae* wurde, und nun mit Beifall Vorlesungen eröffnete. Merkwürdig war es, dass N. seinem Vater, der ihn besuchte, die bereits erwähnte verrückte Abneigung zeigte und hierbei in seinem Betragen bis zur heftigen Wuthäusserung stieg: übrigens entsagte der Sohn niemals dieser Abneigung gegen den Vater und Manche ahndeten schon frühe, dass Geisteskrankheit auch dieses Glied der Familie befallen werde. Die zweite Vorlesung, welche N. eröffnete, wurde kaum besucht, während die erste sehr frequentirt war; dieser Umstand ergriff ihn tief, er will in dieser Zeit die heftigsten Kopfschmerzen erlitten haben und quittirt nun die Universität, um eine Reise nach Frankreich und England zu machen. Auf einem Besuch zu Hause, fand man ihn geistig und leiblich sehr verändert; stets genügsam in Essen und Trinken, genoss er jetzt noch weniger; er klagte selbst über den Jammer seines Zustandes und gestand einmal, dass er im Hintergrund seines Lebens ein Irrenhaus erblicke; einsilbiger als je, mied er selbst Verwandte und Freunde, denn die Schüchternheit hatte sich bis zur Menschenscheu gesteigert. Unfähig, seine Gedanken klar zu entwickeln, entschuldigte er das mit der Unfähigkeit, sich besinnen zu können. Bereits nach 14 Tagen trat N. die Reise an nach Frankreich, trotz aller Gegenvorstellungen und unbedingt waren es Angst und Unruhe, die ihn trieben. N. hatte sich immer besser schriftlich als mündlich mitzutheilen vermocht; er übermachte auf der Reise recht bald ein Reisejournal, das „**reich an Laune, keine Spur von einer Geisteszerrüttung zeigte**;" — und so bemerken wir hier, wie in anderen Fällen, geistesgesunde, mindestens scheinbare, Zeiten, der bösen That vorausgehn. Die Reise, Aufheiterung, Einfluss des Wetters u. s. w. verscheuchten die Melancholie, welche das ganze Leben fast andauernd vorhanden war und N. zeigte sich geistreich selbst; angekommen in eine kleine Stadt, gelegen am Rhein da, wo dessen Ufer alle Pracht der Natur entfalten, da nahm der Mann, der Spirituosa nie geliebt, Wein, sein Blut musste mehr und mehr sich aufregen, er wollte die trüben Gedanken vertreiben und bekam nun Muth, das Uebelste zu sinnen; er gab seine Effekten, doch unversiegelt und also bereits in dem Zustande der Verwirrung auf die Post, ging an den Rhein und stürtzte sich in denselben, wurde aber gerettet, wo sein Betragen höchste Leidenschaft oder Wahnsinn zeigte. In einem Krankenhause, erst ruhig und vernünftig, misshandelte er bald im Wuthanfall seine Wärter; ich habe den Kranken ruhig gesehn, gut sprechend; ferner im Zustande der ausgebildeten Melancholie, aber arterielle Aufregungen erneuten sich, Patient überstand einen bedeutenden Anfall von Entzündung der Hirnhäute, er sank immer tiefer in Blödsinn und starb unter den Zeichen einer allgemeinen Auflösung der Säfte, den langsamen Tod vom Hirn aus.

Sehen wir hier, wie der Zustand geistiger Alienation blos vom Körper bedingt ist, sehen wir hier genau, wie der Selbstmord rein in Folge einer Körperkrankheit unternommen ist, so zèigt diese Darstellung überhaupt, dass Selbstmord nie anders als Folge von Verrücktheit ist; in den Zuständen geistiger Alienation muss der Augenblick, wo Melancholie, peinigend durch Körperangst oder auch durch Gefühllosigkeit, sich mit dem Muth des plötzlich eintretenden Wahnsinns verbindet, der schrecklichste seyn und in so hoher Noth ist es nur möglich, dass Selbstvernichtung ergriffen wird. So unbedingt, als Geisteskrankheit blos in Folge körperlicher Anomalie eintritt, so unbedingt ist Selbstmord blos eine Folge des körperlichen Leidens in seiner peinlichsten Vollendung, und wenn es nicht möglich ist, dass auf dem Wege der Naturforschung eine Identität der Seele mit der Materie und den materiellen Kräften zu erweisen ist, so hat auch hier der Lamettrismus nichts gewonnen, die Wissenschaft aber wohl, denn wir werden besser zusehen lernen, genauer forschen und damit den Selbstmord öfter verhüten können.

Wie sehr Geisteskrankheit, wie sehr Selbstmord in Folge von Uebelständen in der Organisation eintritt, möge die Section jenes Mannes zeigen, dessen Leben ich so eben mitgetheilt; ist diese Section in Bezug auf Hirn, Blut- und Nervensystem, und namentlich auf das Gangliensystem auch nur zu mangelhaft, so bleibt sie doch hinreichend interessant, um durch eine zweite Mittheilung in der Kürze, nicht einer allgemeineren Verbreitung werth zu seyn.

„Der, 32 Stunden nach dem Tode eröffnete Leichnam, war enorm abgemagert. Der Schädel war auffallend dick am Occiput; er war in seiner Substanz so blutreich, dass die sehr weiten *Emissaria Santorini* selbst mit Blut erfüllt waren, namentlich am Occiput und den Seitenwandbeinen.

Die *Dura mater* war in der Scheitelgegend mit den Knochen verwachsen, daher eine reichliche Menge Blut ausfloss, als man die Hirnschale mit Gewalt trennen musste. Die Gefässe der *Dura mater* waren wie mit Blut injicirt und im Verlauf des *Sinus longitudinalis* erschien die *Dura mater* mit Körnern bedeckt, rauh, und besäet mit kleinen lymphatischen Exsudationen, die wohl nur die Folge eines entzündlichen Processes waren. Die vergrösserten pacchionischen Körper strotzten von schwarzem Blute, sowie sämmtliche Sinus und Blutgefässe in der Schädelhöhle, besonders in der *Basis cranii*, mit schwarzem Blute erfüllt waren. Die *Pia mater* — nicht *Arachnoidea*, zeigte ihre grossen Gefässe von düsterem Blut strotzend und ihnen zur Seite erschienen leichte lymphatische Exsudate. Im *Cerebellum* die Häute so, wie im *Cerebrum*; die graue Substanz allenthalben sehr dunkel und blutreich; die weisse, minder blutreich, erschien nicht abnorm. Die Gefässe in den Seitenventrikeln waren sehr blutreich, namentlich im rechten; in beiden Ventrikeln reichlich eine halbe Drachme röthliches Wasser; die dritte Höhle voller Wasser; die *Plexus choroidei* sehr blutleer.

Die vordere obere und untere Fläche der linken Lunge fand ich mit lymphatischen Ausschwitzungen bedeckt und durch bandartige Adhäsionen an den Thorax befestigt, aber die Trennung war leicht. Im linken Pleura - Sack ein Pfund Feuchtigkeit, mit lymphatischen, fast eiterartigen Flocken versehn. Der obere Lappen der linken Lunge war blutleer, knisternd, er enthielt eine *Vomica*, eine kleine nur, mit gesundem Eiter erfüllt. Der mittelere Theil der linken Lunge enthielt viele Tuberkeln, der untere Theil zeigte auch dergleichen, die zum Theil in eine gesunde Eiterung übergegangen waren; dieser untere Theil war zudem gleichsam mit schwarzem Blute infarcirt und knisterte beim Einschnitt dabei. Die rechte Pleura ohne Wasser; die rechte Lunge ohne Adhäsionen, aber rohe Tuberkeln fanden sich hier in ziemlicher Menge. Der untere Theil der rechten Lunge mit Blut stark angefüllt, das schwarz war. Der Herzbeutel mit dunkelm Blute reichlich injicirt; dessen linke Fläche erschien als sehr entzündet; er enthielt kein Wasser. Das Herz nicht abnorm, sonst blutarm. In den grossen Brustgefässen z. B. Aorta, auch in den Carotiden stockte schwarzes Blut.

Der Situs der Bauchorgane war auf höchst merkwürdige Weise, ein abnormer: „Der Magen füllte die linke Seite des Bauchs in der Art aus, dass sein *Ostium duodenale* bis in die obere Gegend der *Regio pubis* reichte und der *Fundus ventriculi* das linke *Hypochondrium* ausfüllte, während der linke Leberlappen den Magen nur unbedeutend berührte. Die Leber, zu viel rechts hingeschoben, senkte ihren rechten Lappen zu bedeutend rechts unterwärts, fast bis gegen das rechte Hüftbein. Leber sonst gesund

und blutarm; Gallenblase klein; die wenige Galle total wässerigt. — Füllte der Magen die linke, die Leber aber die rechte Seite des Bauches aus, so füllte der Darmkanal den mittleren Raum aus. Das von Luft aufgeblasene, blutarme *Colon adscendens* und *Colon transversum* gefaltet wie eine längliche Wurst, lagerten oben zwischen Magen und Leber; setzte sich das offene Ende des Darms nach unten fort, so war das obere Ende dieser Falte, die *Flexura dextra*, die aus der rechten Seite zu weit also nach der Mitte geschoben war. Das untere, offene Ende, links, also das eigentliche *Colon transversum*, wand sich über den *Pylorus* fort bis in die *Regio iliaca sinistra*, wo nun der Darm sich als *Colon descendens* verhielt, aber nur kurze Strecke und dann in den Mastdarm übertrat. Die Magengefässe strotzten von schwarzem Blut. An der Stelle, wo die *Flexura coli sinistra* in der normalen Lage vorhanden ist und die hier über die *Pars pylorica* des Magens verlief, war das *Colon* circa drei Zoll lang verengert und das circa um zwei Drittheile. Verhärtet war die Stelle nicht, nur dunkel gefärbt, fast bräunlich. Der Mastdarm erschien doppelt so umfangsreich als normal ist. Im *Colon descendens* befand sich eine Masse von sehr hartem Koth. Die kleinen Gedärme lagen fast in der Beckenhöhle, sie waren von dunkler Farbe; Netze total vermagert und ihre Gefässe wie mit schwarzem Blute injicirt. Milz blutarm und auffallend klein; Nieren gesund; *Pancreas* gesund, nur in schiefer Lage wie das *Duodenum*. Noch zu merken, dass alle Gefässe des Bauchs, ein sehr schwarzes Blut enthielten.

Vergleicht man diese Section mit dem Leben des Mannes, so wird man hier viele Aufschlüsse finden und einsehen, dass Melancholie und Wahnsinn, die hier weilten, so wie der Versuch zum Selbstmord nur ein Resultat körperlicher Leiden gewesen sind; hier war durchaus Krankheit, keine Sünde; der Mann war sein lebelang bald gescheit, bald nicht, bald unsinnig, bald weise; so sehen wir, kann Verrücktheit sich so leicht einfinden, wo kurz zuvor noch Vernunft weilte; Sinn und Unsinn wechseln rasch — man kann hier sehen, dass selbst Gelehrsamkeit mit der ausgesprochensten Disposition zur Verrücktheit sich vertragen kann, aber Vernunft weilte hier nicht in ihrer Reinheit, nur ein Simulacrum derselben war vorhanden und so ist es allenthalben: „Selbstmörder sind Verrückte“ und nur Dichtern ist es erlaubt, dass sie ihre Selbstmörder zu Vernunftidealen machen, ob es gleich nicht gut ist; aber wer kann dergleichen hindern? —

Ich habe oben gefragt, ob in solchen Momenten, wo Selbstmord erfolgt, statt Selbstmord nicht auch der Mord Anderer könne geübt werden? — also in einzelnen Fällen ein solches Verbrechen nicht Verbrechen ist, sondern ein Akt der Verrücktheit! —

Man hat in neuester Zeit oft bewiesen, dass Mord in Momenten begangen wurde, wo der Thäter unvernünftig war. Ist es erwiesen, dass Geisteskrankheit blos ein Resultat organischer Uebelstände ist und der Selbstmord ein Akt der Manie unter melancholischer Angst oder Erstarrung, so wird die Sache schwieriger, wenn nicht Selbstmord da war, sondern ein Mord Anderer. Ist es gewiss, dass kranke Organisation das Seelenleben beeinträchtigt, so ist es auch gewiss, dass wir noch weit von der Kenntniss entfernt sind, die unser Urtheil sicher stellt in Fällen, wo es gilt, eine Handlung als eine verrückte oder eine sündhafte bestimmt auszusprechen. Man hat Verbrecher zu wenig noch körperlich untersucht, diesen Gegenstand noch nicht hinreichend vom Standpunkt der Erfahrung erforscht und so kann ich dem, was ich früher z. B. in der Pathologie und Therapie der psychischen Krankheiten sagte, nur noch Weniges zufügen. Betrachten wir die in Cap. 2 und hier in Cap. 3 bereits gegebenen Thatsachen, so begegnen wir körperlichen und geistigen Zuständen, Verkehrtheiten, die uns daran erinnern, wie hier unter nur etwas modificirten Verhältnissen für Selbstmord, leicht eine Unthat gegen Andere hätte können begangen werden. Es ist mir oft vorgekommen, als ob ein für eine bestimmte Individualität zu kleines Herz, indem hier die Circulation bald erlahmte, dem Gehirn bald das Blut fehlte, die Ursache wurde, weshalb im Wahnsinn nie die *Acme morbi* eintrat, oder doch nur kurz dauerte; bei sonst gesunden Menschen möchte hieraus Mangel an Muth, an Energie resultiren, eben so, wie dies der Fall ist, wenn das Leben der Arterien danieder liegt, Venosität prävalirt und eine grosse Activität im Leben des Bauchnervensystems, das Hirnleben auch nur antagonistisch herabsetzt. Ein zu kräftiges Herz, ein vorherrschendes Gehirn, zu kräftiges Arterienblut mögen Muth bis zur Kühnheit zu Wege bringen; ich erinnere hier an die Nachtheile einer Disharmonie zwischen den Systemen überhaupt und glaube, dass, wenn man erst ernstlich forschen will, wir mit der Zeit die Zustände, welche Geisteskrankheit und Verbrechen bedingen, genauer werden kennen lernen, als dies bis jetzt der Fall ist. Die Sache ist schwierig; wir haben es erlebt, dass man Verrücktheit und Sünde identificiren wollte und so ist es Pflicht, danach zu streben, die feste Grenzscheide endlich hier kennen zu lernen. Dass eine solche Forschung keineswegs den Lamettrismus fördern wird, ist einleuchtend: „wir forschen in dem Gebiet der materiellen Welt und wissen, dass damit keine Auskunft über eine höhere Welt erlangt wird, indem dieselbe auf solchem Wege für uns unerreichbar ist. —

In der Literatur sind uns merkwürdige Thatsachen von Verbrechern mitgetheilt, die man für nicht zurechnungsfähig erklärte, weil sie das Verbrechen als Unfreie, also im Zustand der Verrücktheit begangen haben sollen. Solche Untersuchungen sind schwierig, aber sie sind nöthig, denn der Verrückte darf nicht gestraft werden, während es übel ist, wenn der wirkliche Verbrecher straflos erklärt wird. Unter den hier mitgetheilten Beobachtungen ist der in Henke's Zeitschrift für Staatsarzneikunde, Ergänzungsheft XVI., Erlangen 1832, mitgetheilte Fall: „Ein Facultätsgutachten über die Zurechnungsfähigkeit eines Mörders; von Dr. S. G. Vogel in Rostock" sehr interessant und beachtenswerth. — Der Inculpat S. ermordete seine Frau und eine Tochter, seine zwei andern Kinder wollte er auch morden, aber sie retteten sich. Dieser Mensch gestand seine That, bereute sie nicht, er nannte die Todten beglückt, meinte der Mord sey besser als Selbstmord. Der Sohn einer melancholischen Mutter, in seiner Jugend von exemplarischem Betragen, immer stille-melancholisch, früh an Pollutionen mit und ohne Onanie leidend, mystischer Religionsschwärmer, bei verschlossener Gemüthsart leicht aufzureitzen, eigensinnig und herrschsüchtig gegen Untergebene; übertrieben besorgt über seine Lage, die nicht die beste, doch keine verzweifelte war; er war fähig zu heftigem Aerger; er wunderte sich selbst, dass er sich nicht längst das Leben genommen, was er gewiss noch einmal thun werde u. s. w. Dieser Mensch reist nach Hause, zeigt sich nicht im Mindesten toll, aber — er mordet, wohl überlegt, mit kaltem Blute, überliefert sich der Justiz selbst; das Gutachten, das man lesen muss, nennt seine That die eines Verrückten und mit Recht, wenn übrigens das Gutachten auch nicht eben bewiesen hat, was es beweisen will, denn es beachtet den leiblichen Zustand des Inculpaten S. nicht hinreichend. Dieser S. war ein Melancholikus, wo frühzeitige *Plethora abdomina-*

lis eine Präponderans der Bauchnerven und Ganglien förderte, Onanie nothwendig wurde und das Gehirn nicht hinreichend als Organ der Vernunft entfaltet ist; vielleicht war das Hirn relativ für diese Organisation zu klein geblieben, was man immer aus der Relation der Schädel- zur Gesichtspartie hätte abnehmen können. Liest man das Leben des Menschen, so waltet hier etwas Widriges, Verrücktes, Kaltes; gedrückt durch Verhältnisse, finster von Gemüth, sehen wir allenthalben Mangel an Energie im Hirnleben und einen unheimlichen Zustand, der eben aus jenem Mangel und der Prävalens der Unterleibsnerven und Ganglien — hervorgeht und eine gleichgültige Stimmung macht, die in manchen Fällen den Charakter eisiger Kälte annimmt: „Melancholiker sind allenthalben egoistisch, denn ihre Angstgefühle beschäftigen sie so total, dass sie nicht Zeit haben, die Welt zu beachten, sie sind leicht undankbar und lohnen nicht gerne das Verdienst um ihre Person, denn sie nehmen es für Schuldigkeit; diese Bauchmenschen tadeln und hassen gerne, sie vermögen ihr Elend oft mit Glück dem Auge des Unkundigen zu entziehn. Steigt die Melancholie, sinkt das Hirnleben tiefer, so fühlen sie oft nichts mehr und ihre theilnahmslose Kälte geht wohl wie in Erstarrung über. Unser Mörder S. zeigte die eisige Kälte seiner Natur hinreichend — als er einst an einem Wasser vorüber kam, äusserte er die Lust, sein Kind hineinzuwerfen. Aus der unvollständigen Beobachtung ist nicht ersichtlich, ob hier auch nur leise Wahnsinnsexaltationen da waren; es scheint, als ob hier die Vernunft in Folge eines tiefer sinkenden Hirnlebens immer mehr gesunken ist und nicht unwahrscheinlich, dass der Verlust seines Dienstes ihn mehr aufregte, als man bemerkte, aber wohl zeigte er Verzweiflung, er suchte keinen neuen Dienst, er ging nach Hause, aber wurde nicht Selbstmörder, er mordete Weib und Kind. Seine mystische Richtung, die der Melancholie nicht selten eigene Feigheit, Mangel an Liebe zur Frau, die dem egoistischen Wollusttrieb nicht mehr behagen mochte, Sorge für seine Existenz, welche die Kinder gefährdeten — alle diese Umstände mögen den Selbstmord verhindert und den Mord Fremder hier bewirkt haben. Man hat Menschen nach solcher That bald als Verrückte erkannt; hier war das nicht der Fall und es ist möglich, dass hier wie nach Selbstmord, der verhütet wurde, die Besinnung zurückkehren kann. Wie man den Fall auch sich auslegen möge, immer war dieser S. kein Mensch, der geistig und leiblich gesund war; dieses Leben war immer ein mehr oder minder alienirtes in den beiden Richtungen und unbedingt hatte man das Rechte gethan, wenn man dieses unglückliche Geschöpf in eine Lage brachte, in welcher es für die bürgerliche Gesellschaft unschädlich wurde. Wenn in den Geistes-Krankheiten chronische und acute organische Anomalien obwalten, in deren Folge das Seelenleben gestört erscheint; wenn es unbedingt viele Fälle gibt, wo Verbrechen die Folgen körperlicher Uebelstände sind, so ist damit die Freiheitslehre nicht vernichtet, denn es gibt Menschen, die frei sind und die ihre Freiheit schon dadurch zeigen, dass sie mit Ueberlegung anders handeln, als dies mit ihrem eigenen Urtheile übereinstimmt und diese sind für das, was sie thun, durchaus verpflichtet.

Ich habe die reichste Gelegenheit gehabt, mit Menschen bekannt zu werden, die in dem niederen und höheren Grad zur Melancholie, in Folge ihrer Constitution, hinneigten. Vor allem ist mir ihr Hang, nur mit dem Ich sich zu befassen, und ihre Gleichgültigkeit gegen die Mitwelt aufgefallen; hier weilt Sinn zur Sparsamkeit, zum Profitiren — vielleicht sind ganze Handelsnationen in dieser Weise organisirt. Solche Menschen leben einsam ohne

Langeweile — genug, wenn solche Charaktere krankhaft sich steigern, so mag ihr kranker Egoismus sie antreiben, das zu vernichten, was sie ihrem Interesse hinderlich glauben, während sie Selbstmörder werden, wenn arterielle Hirnreitzungen eintreten. Die Beachtung des Blutsystems zeigt beim Melancholikus kleine Pulse, die in den höheren Graden oft so wenig als der Herzschlag zu fühlen sind; dass beim Wahnsinn das Arterienleben sich kräftig zeigt, wissen wir. —

Und was ich hier auch mag gesagt haben, so gab ich nur Andeutungen, die nach und nach auf dem Wege der Forschung zu fördern sind; die blossen Räsonnements und Repetitionen, könnten sie etwas helfen, dann wäre die Sache längst ausgemacht! — Wir sind noch im Beginn!

Cap. 4.

Uebele Folgen zu strenger Behandlung der Geisteskranken, und gute Folgen einer liebevollen Rücksicht.

Im ersten Kapitel dieser Schrift, dann aber auch oft und häufig in den früheren Schriften, habe ich es gesagt, wie man immer noch geneigt ist, Geisteskranke strenge zu behandeln und sich nicht schämt, die bösen Maschinen anzupreisen, ja sogar das Maschiniren anzuwenden, als wäre das Kurmethode, da es nichts ist, als Barbarei — ein Hohn, eine Schmach, eine böse Satyre auf die Arzneikunde. Ich brauche nicht zu erinnern, dass ich Güte und Liebe von Schlaffheit trenne und wenn ich selbst Strenge da empfehle, wo sie nöthig ist, so wünsche ich dem Arzt zugleich die Gabe, seine Strenge so mit Güte einigen zu können, dass er die Liebe seiner Kranken immer behalten muss. Wer es sehen will, wie Geisteskranke, selbst der feindseligste Melancholikus nicht ganz ausgeschlossen, den am meisten lieben, ehren und ihm gehorchen, der ihre gute Meinung durch sein Benehmen sich erworben und den hassen, verachten, beschimpfen, der ihre Ungunst hat, der besuche ein Krankenhaus für Geisteskranke und das am liebsten, wo die modernisirte Barbarei des Maschinirens heimlich oder publice, noch in Gebrauch ist. Und was dürfen wir aus diesem Verhalten der Verrückten entnehmen? — unbedingt die Wahrheit, dass ein Fond von Vernunft vorhanden blieb, der ein Urtheil erlaubt und es ein Falsum ist, wenn man Geisteskrankheit als einen Zustand absoluter Geistlosigkeit darstellt, so dass man die

Menschen nach Belieben behandeln oder gar misshandeln darf.

Ich erlaube es mir, hier eine Thatsache aus der Geschichte mitzutheilen, welche ich den Anhängern des strengen Verfahrens als Muster empfehle — hoffentlich wird das Vorbild einer Frau dazu helfen, die bösen Maschinen zu entfernen, da eine andere Gewalt hier solider, heilsamer, anständiger selbst und nobeler ist. Die Frau, von welcher ich hier sprechen will, ist die Königinn von Frankreich, Gemahlinn Ludwig XVI., deren Charakter durch diesen Zug besser und treffender geschildert ist, als in den dicken Büchern.

„Ein Herr von Castelnaux, verliebte sich in die Königinn und er erwarb dadurch den Beinamen: „*l'Amoureux de la Reine*. Der Herr von Castelnaux versäumte zehn Jahre lang keine Gelegenheit, die Königinn zu sehen:“ an öffentlichen Orten, in der Kirche, im Theater, in Paris, (*Saint Cloud, Fontainebleau, Trianon*) — kurz, der verrückte *Amoureux de la Reine*, dessen Anblick widrig war, zeigte sich allenthalben. Man versuchte es in Güte, den verrückten Menschen in seine Provinz zurückzuschicken; er versprach die Abreise und — nahm alsbald seine Zusage zurück, *parcequ'il ne pouvoit par le seul effet de sa volonté, cesser de voir la reine si souvent, que cela lui étoit possible.* — Die *Campau* hinterbrachte solche Kunde der Königinn und dieselbe sagte: *„ehbien, qu'il m'ennuye! — mais qu'on ne lui ravisse pas le bonheur, d'être libre.* In der That, Antwort und Befehl waren gleich schön, und für Viele dürften die Güte und Sanftmuth der unglücklichen Fürstinn, ein Muster der Nachahmung auch in der Praxis seyn. Diese Thatsache entlehnte ich den Memoiren der Madame Campau, B. 2., *Chap. X.*, S. 17 und 18. — Bereits oben Cap. I., zu Nr. 9, zeigten wir die Nachtheile eines Empfehlens strenger Behandlung von Geisteskranken und nur der Lamettrismus, indem er blos eine Substanz annehmen zu können, sich einbildet, kann, weil er Blödsinn, ohne dessen Wesen zu kennen, als totale Verderbniss der Materie betrachtet, den in geistige Apathie versunkenen Menschen für Vieh halten und ihn roh behandeln wollen. Nur Grundsätze oder vielmehr Unkunde, wie sie dem Lamettrismus entsprechend sind, liefert uns Bilder, wie das gemalte Tollhaus — S. 64 —, wo die Brutalität mit der Peitsche in der Hand, ein Rudel Vieh im Hofe eines Zwingers, drohend bewacht! — in der That, es ist zu arg, wenn man den Lamettrismus malt und mit Unwillen wendet sich jeder Rechtliche ab von einer Broschüre, die einen Kommentar über das gemalte Tollhaus schrieb, so recht, um zu höhnen und zu spotten; gewiss, man schadet gar zu sehr durch solchen Unverstand. —

Betrachten wir jetzt einige Fälle, in welchen Strenge ihre Nachtheile bewiesen hat; nur durch specielle Mittheilungen, nie durch allgemeine Reflexionen, ist eine Förderung der Wissenschaft möglich! —

1) Ein Melancholikus, stille, stumm, theilnahmslos, kalt und gleichgültig, sonst aber wohl unterscheidend, war gleichgültig und mindestens nicht unfreundlich gegen solche, die gütig waren, aber zeigte vollendete Opposition und Starrsinn denen, die ihm herrisch entgegentraten. Patient, durch den leisesten Widerspruch in Angst gesetzt und heftig, wurde unpass; ich liess ihn, was er gerne that, am Tage im Bette weilen, besuchte ihn oft, liess ihn durch Andere besuchen und bequemte mich so sehr nach dem, was ich dem kalten und stillen Menschen angenehm glaubte, dass er einmal sogar ein wenig lächelte, freundlich aufblickte, als ich ihm eine Speise brachte, die alle seine Erwartungen übertreffen mochte. Die Thür seines Gemachs war offen,

er verliess dasselbe, wenn er wollte; es schien, als ob Patient sich in einem Gefängniss glaubte, wo die offenen Thüren ihm eine Garantie des Gegentheils seyn mochten. Späterhin verschloss man die Thüre, und was that nun der von Angst ergriffene, aufgeregte, durch Aufregung rein toll gewordene Melancholicus? — er riss ein Fenster auf, sprang hinaus und verletzte sich furchtbar, denn der Sprung war ungeheuer und eine That, die mit dem Selbstmord auf gleicher Höhe steht.

Kann man durch Kunsthülfe die Angst des Melancholicers nicht beschwichtigen, so muss man ihm Freiheit geben, wo aber natürlich ein Wärter als Beschützer nicht fehlen darf. Sperrt man den Melancholicus ein, so steigt in der Regel seine Angst, er glaubt leicht das Fürchterlichste, und nun folgt gerne die arterielle oder auch nur eine nervöse Aufregung, wo er sich oder Anderen schädlich wird; strenge Behandlung also, ruft künstlich den Wahnsinn herbei, und führt den Melancholicus gerne in den Blödsinn. So sprang ein junger Melancholicus aus der oberen Etage eines Hauses, denn man hatte ihn eingesperrt, wo er die Polizei nahe glaubte, die ihn verfolge; ein Anderer glaubte Aehnliches, und sprang deshalb, doch nicht hoch, aus dem Fenster und er repetirte diese That noch einmal, wo die Folgen, ob der Höhe des Falls, bedeutend waren. Genug, behandelt man Melancholiker strenge, so steigert man ihre Noth, regt sie auf, man macht Wahnsinnsmuth und dieser treibt den oft so Besinnungslosen zu Handlungen, die immer derjenige zu verantworten hat, der für die Grundsätze eines Pinel und Chaptal unzugänglich ist, welche Grundsätze durchaus hier Heilmittel abgeben, ebenso wie Rust die Diät als Heilmittel mit Recht bezeichnet hat — Cap. 5. §. 6. —, was man in ersterer Beziehung noch immer nicht glauben will, wie mir das eine Kritik leider bewiesen hat.

Der Starrsinn melancholischer Personen ist oft ein ungeheuerer, und sie brechen oft eher, als sie sich beugen oder nachgeben, und das von Rechtswegen: „Ihr lahmes Gehirn hat das Denkleben unterdrückt, sie können nicht mehr richtig urtheilen, überlegen, reitzlos ist ihr Nervensystem oft sehr, ihr Blut wallt nicht, sie sind venös, sie sind daher in hohem Grade oft gleichgültig, und empfinden nur die eigene Noth. Was hier Strenge hilft, ist nicht zu verkennen:“ so sollte ein Melancholicus Pillen einnehmen, er wollte das nicht, er that es auch nicht und ob man ihn auch auf den Kopf stellte, in vollstem Sinne des Worts; und was sagte er? — nichts, aber man sah es an dem finstern, bösestechenden Blick des Auges, dass es nur zur Rache an Kraft fehlte, an arterieller Aufregung und Wahnsinnsmuth. Die Freundschaft dieses kalten, gleichgültigen und unempfindlichen Menschen zu gewinnen, war nicht möglich; aber er unterschied recht gut seine Leute: „die Pillen aufgelösst, die feste Arznei in eine flüssige verwandelt, eine freundliche Bitte — und Patient nahm das Mittel, mit höhnischer Miene, indem er sagte: „ich will es nehmen, aber was nützt das Zeug! — ihr könnt mir nicht helfen.“ — Ich habe es gesehn, wie heftig die Rachsucht solcher Personen in einzelnen Fällen sich aussprach, und wenn ich vorerst keine Thatsachen weiter ausspreche, so mag das Gesagte in Verbindung mit früheren Mittheilungen es uns hinreichend zeigen, dass bloss die Wahrheit — hier Güte und Liebe als Arznei lobt, indem sie hier als die besten und rationellsten Arzneimittel in der *materia medica* der psychischen Krankheiten, den ersten Platz einnehmen. —

Sehen wir nun aus einzelnen Thatsachen, die Folgen der Strenge und Härte bei den Geisteskranken der ersten Form, den Wahnsinnigen:

2) „Ein Wahnsinniger, dessen Zustand bereits öftere Rückschritte gemacht hatte, so dass er

mehr als einmal aus dem Stadium der Abnahme, selbst aus dem der Reconvalescenz in die *acme morbi*, in Manie oder Tobsucht — zurückgefallen war, erschien Jedem als ein lästiger Mensch, selbst als ein widriges Subject. Von geringer Herkunft, ohne Bildung, hochmüthig, prahlend, lebte er in steter Opposition mit einer Umgebung, die von der Idee einer absoluten Oberherrschaft durchdrungen, seine Ansprüche verlachte, ihn durchaus beherrschen, leiten, regieren und in allem Thun und Lassen berichtigen wollte; und was war die Folge? — Patient gehorchte nicht, wurde gestraft und an ihm wurde das Maschiniren in aller Ausdehnung ausgeübt. Der Mann aber, zumeist aus dieser Ursache, wurde stets aufgeregter, er delirirte endlich anhaltend und — starb. Solche Folgen habe ich in einer grossen Menge von Fällen beobachtet, und weiss daraus, dass anhaltende Delirien, auch Tobsuchten genannt, die häufigen Recidive des Wahnsinns, der Uebergang in Blödsinn, die fast als eine mathematische Gewissheit angenommene Idee einer absoluten Unheilbarkeit des Wahnsinns, und die Idee, dass Blödsinn ein *morbus sui generis* sei, zum grössten Theil — ein Resultat der misslichsten Behandlung der Verrückten sind, die selbst im Stande wäre, den Organismus des gesundesten Menschen zu zerrütten und ihn mehr oder minder verrückt zu machen. Ich bin davon überzeugt, dass die *Moria,* die man auch als selbständiges Uebel so unrichtig und ohne Grund bezeichnet, in den alten Tollhäusern, ebenso wie Manie und Blödsinn, meist nur ein böses Kunstproduct war: „der arme Kranke suchte durch Possen die Gunst seiner Tyrannen zu erwerben und wurde durch Gewohnheit dann ein Narr!“ — Behandelt man Wahnsinnige hart, so geräth ihr Blut in Wallung, das Gehirn wird aufgeregt, die Kranken gerathen ausser sich, verzweiflen, ihr Leben sinkt und durch ein scheinbares *Stadium melancholicum* kündigt sich der Blödsinn an. Ein Wahnsinniger bekam Streit, wurde wild und tobte so arg, dass man ihn auf den Zwangsstuhl schnallen musste oder es doch that. Eine Person, mit dem Kranken befreundet, besuchte den Tobenden eine Stunde später, sprach ihm zu, band ihn los, liess ihn schimpfen, und — Patient war bald wieder ruhig! — Ein Tobsüchtiger, in dessen Benehmen sich Geilheit, böse Tadelsucht und selbst Etwas zeigte, das wie Mordlust schon einmal sich bewiesen hatte, beruhigte sich unerwartet, es trat Stillstand in der Heftigkeit des Zustandes ein; in den ersten Stunden der Beruhigung liess man den drohenden Menschen einen Besuch abstatten, wo er in heiteren und geschmückten Zimmern von mir freundlich empfangen wurde und es erwachte gleich die volle Besinnung: „er sprach durchaus gescheit, er war es für den Augenblick um so mehr, da er nach reichlich zwanzig Minuten die Bitte um Entfernung aussprach, weil er ein Nahen seiner Unruhe fühle und bereits die Haltung ihn verlasse — er weinte und ging!" — In den bald folgenden Zuständen von Delirien, sprach Patient von dem Besuch und so *en détail* über Gesehenes und Gehörtes, dass dies zum Bewundern war. — Genug, wir geben keine weiteren Thatsachen; die gegebenen reichen hin, uns zu zeigen, dass auch im Wahnsinn: „Güte, Liebe und kluge Nachsicht, die ersten und besten Arzneimittel sind", und nur die Unerfahrenheit kann mir vorwerfen, dass ich ihren Werth überschätze.

Ich habe in meiner Schrift: „Ueber Krankenhäuser für Geisteskranke, und die ärztliche Behandlung, wie sie hier seyn muss. Berlin, 1835," den Gegenstand bereits reichlich besprochen und diejenigen adcitirt, welche meine Beobachtungen durch ihre eigenen bewahrheitet haben.

Sehen wir aus dieser kurzen Darstellung, dass der Mensch nie ein Vieh ist und der Geisteskranke keine blosse Maschine, so werden wir ihm die Arznei nicht weigern wollen, ohne welche psychische Leiden nimmer zu genesen sind: „gewiss, der Mensch ist keine lamettristische Maschine!" —

Cap. 5.

Bemerkungen, Meinungen, Ansichten und Erfahrungen, eigene und entlehnte, in Rücksicht auf psychische Zustände, als eine Zugabe.

Was ich hier gebe, bezweckt, die Ursachen von Geisteskrankheiten, ihre Erzeugung zu schildern, ebenso den körperlichen Antheil, der hier statt findet, hervorzuheben und uns somit Andeutungen zu liefern, die in practischer Beziehung werthvoll sind; wir sehen hier, dass das Seelenleben der Materie nicht so roh anklebt, als Manche es sich einbilden. —

§. 1.

Ueber Aneurysma der Kopfarterien.

Die Arterien in den Meningen entbehren die fibröse Haut so sehr, dass es nicht leicht ist, sie von den Venen zu unterscheiden und wohl nur in der *basis cranii*, bald nach dem Eintritt der *Carotis interna* in den Schädel, zeigen die Ramificationen der Arterien eine zarte fibröse Haut. Aneurysmen sind krankhafte Erweiterungen der Arterien, und die fibröse Haut derselben hilft zu ihrer Formation; in den Venen, welchen die fibröse Haut fehlt, gibt es keine Aneurismen, wohl Erweiterungen, varicöse Dilatationen. Bedenkt man nun, wie die Arterien des Kopfs fast die sind, welche den Uebergang von der Arterie zur Vene, ihrer Formation wegen, bilden, so ist es unpassend, von Aneurysmen der Kopfarterien zu sprechen; höchstens können Aneurysmen in der *basis cranii* statuirt werden. Ich habe dem Gegenstand alle Aufmerksamkeit gewidmet; ich habe eine Erweiterung der verschiedenen Kopfblutgefässe gesehen, die enorm war, aber nie das, was man Aneurysma nennen darf. Irre ich oder Andere? — In B. 2. der Beiträge, S. 300 bis 304, habe ich zwei Sectionen mitgetheilt, wo ich die enormsten Erweiterungen der Kopfgefässe sah, aber kein Aneurysma; in dem ersten Falle war sogar die weisse Substanz mit Blut führenden Gefässen durchzogen, die selbst auf der Durchschnittsfläche eine Oeffnung zeigten, was doch selten ist. Ich schenke den Angabenü ber Aneurysmen der Kopfarterien kein Zutrauen, die Sache muss näher erforscht werden, denn solcher Zustand würde leiblich und geistig bedeutend einwirken. Wir wissen, dass die Einwirkung des arteriösen Systems auf das Gehirn, die organische Function desselben vermittelt; wir kennen die Bedeutung dieser organischen Hirnfunction und begreifen also den wichtigen Einfluss, welchen hier das Aneurysma, wenn es existiren kann, ausüben würde. Ist die Sache bedeutend, so empfehlen wir sie gewiss mit Recht der weiteren und gründlichen eigenen Beachtung der deutschen Aerzte. —

§. 2.

Zur medicinischen Statistik der Geisteskrankheiten.

Man hat die Philanthropen und Andere, die etwas Anderes sind als jene, erstere erschreckt, diesen eine Freude gemacht, indem man die tolle Behauptung aufstellte, dass Civilisation die Geisteskrankheiten fördere. Erstere und letztere haben gejammert, aus verschiedenen Ursachen und wenn ich es nicht billige, dass man den Menschen blos geistig cultivire und die Cultur des Leibes verabsäume, was allerdings leidend macht, so wird man wie ich hoffe, das neu erhobene Geschrei gegen Schulbildung mit den gebührenden Modificationen zu taxiren wissen. Wie abgeschmackt es ist, die Civilisation als Ursache von Geisteskrankheiten zu bezeichnen, habe ich bewiesen und ebenso, dass keine Religion existirt, die toll macht, was auch der Jesuitismus sagen mag — Pathologie und Therapie der psychischen Krankheiten, S. 120 bis S. 131. Da lese ich nun in Froriep's Notizen B. 36, wunderliche Sachen über italiänische Irrenhäuser, die bekanntlich, mit Ausnahme im östreichischen Italien, grenzenlos schlecht sind, namentlich in den römischen, sardinischen und gewiss auch neapolitanischen Staaten. Diese wunderlichen Beobachtungen hat einer Namens — Dr. Brierre de Boismont fabricirt. Hören wir, was dieser Dr. Brierre sagt:

„In Italien fand derselbe, vor 1833, unter 16,789,000 Einwohnern, in den Irrenanstalten 3441 Verrückte; im nördlichen Italien waren unter 8,117,000 Einwohnern nur 2293 Verrückte, also 1 circa auf 3539; im mittägigen Italien unter 8,572,000 Einwohnern 1148 Verrückte oder 1 auf 7554 circa — also ist es richtig, dass sich 3441 Verrückte in Toto nur in den Anstalten befanden, wie diese bösen Löcher hier so unrichtig genannt werden. Wenn Italien erst, meint Monsieur Brierre, eine gleichförmige Administration gestatten wird, so möchte die Zahl der Irren sich um $\frac{1}{3}$ grösser zeigen. Ungeheuer ist die Irrung in dieser Darstellung! —

was weiss hier ein Reisender? nichts — nur die Regierung kann Kunde geben, aber sie will nicht, wie es die unsrige gethan hat, und andere z. B. die sächsische. Um die Sache recht zu vollenden, spricht Dr. Brierre also weiter: „gesetzt, es fänden sich in Italien $\frac{1}{3}$ Verrückte mehr, so wären deren hier immer doch weniger, als in Frankreich, England, Schottland und Norwegen, nemlich:“

Frankreich,	32,000,000 E.,	32,000 Verrückte oder 1 auf 1000.
England,	12,700,000 E.,	16,222 Verrückte oder 1 auf 783!!
Wales,	817,148 E.,	896 Verrückte oder 1 auf 911!!
Schottland,	2,093,000 E.,	3,652 Verrückte oder 1 auf 573!!
Staat-Neuyork,	1,617,458 E.,	2,240 Verrückte oder 1 auf 721!!

Italien — ohne Sardinien, Massa, Carara und Sicilien, mit 16,789,000 E., 3,441 Verrückte oder 1 auf 4879.

Je weniger also, heisst es, die Einwohner sich um die Bedürfnisse der Civilisation bekümmern, und je ruhiger die Länder sind, je weniger Verrückte gibt es. Das passt bekanntlich gut auf Italien!!! —

Vergleicht man diese Angaben mit denen, die ich *l. c.* gab, so leuchtet der Widerspruch gleich ein; wir sehen, dass alle diese Angaben durchaus sich widersprechen und um nur Eins nach *l. c.* zu erwähnen, so hat ein Anderer bestimmt, dass

in Neapel nur 1 Verrückter sei unter 9,368 E.,
in Norwegen — 1 — — — 13,141 E., u.
in Spanien — 1 — — — 22,115 E.

That ich Unrecht, wenn ich nach solchen Angaben in Portugal 1 Verrückten unter 50,000 E. decretirte; ehrlich gesprochen — alle diese Angaben sind lächerlich und arrogant, da nur die Regierungen hier Kunde geben können! — Preussen, die Lombardei, Sachsen und andere Staaten nennen die Zahl dieser Kranken; das nichtösterreichische Italien schweigt und thut gut daran, denn es ist eben so reich an Verrückten, als an Oelgemählden und Ruinen, welche letztere wir dem Lande, wo die Citronen blühen, jetzt gar nicht mehr beneiden, nachdem Herr Görres bewiesen hat, dass der Wahnsinn eine Quelle der Kunst ist, was wir fast glauben müssen, theils weil Görres es sagt, theils weil die Kunst jetzt Tollhäuser sogar mahlt und endlich, weil nach der Abendzeitung 1835, S. 1100 ein Musicus, Namens Bellini so kunstreich war, die Geisteszerrüttung in Noten zu setzen. Genug, es ist Unwissenheit, die Civilisation so anzuklagen, da grade in den wildesten Ländern und also auch in Italien die meisten Verrückten sind; da, wo möglicher Weise alle dumm und einfältig wären, gäbe es gewiss keine Verrückte, denn alle wären sich gleich! — Dass nicht Privatpersonen, blos Regierungen, die Zahl der Geisteskranken ermitteln können, sehen wir in Italien gleichfalls und zwar in Toscana, nachdem es an das deutsche Haus von Lothringen gekommen war. Das bereits 1288 in Florenz gestiftete grosse Krankenhaus, wurde 1688 mit einem Aufenthaltsort für Geisteskranke versehen, die bis dahin in schlechten Gefängnissen bewahrt wurden. Als man fand, dass der neue Raum für die Menge der Verrückten, die man aufnehmen musste zu klein war, so erbaute man 1750 ein neues Hospital, wohin man 1754 diese Kranken brachte. Ich frage, wo blieben die, welche man nicht aufnehmen musste? — Der Grossherzog Franz, später deutscher Kaiser, that viel für Hospitäler, und noch heute ist auch in dieser Hinsicht das östreichische Italien ebenso ausgezeichnet, als es hier in dem übrigen Theil elend beschaffen ist. Ich entlehnte die letztere Notiz aus: „Dr. Yansen's Briefe über Italien, an Professor

Sandifort. Düsseldorf 1794. B. 2." Möchten deutsche Journale solche Notizen à la Brierre, doch fernerhin verschmähen wollen! Ich halte es für Pflicht, so oft und so lange zu opponiren, als man die böse Behauptung ausspricht, dass Religion und Civilisation, verrückt machen. Haben wir so eben die Thorheit der Behauptungen des Dr. Brierre nachgewiesen; erinnern wir uns, dass man behauptet hat, als ob in Baden der Protestantismus verrückt mache, der Catholicismus nicht, ist diese tolle Behauptung kürzlich leider wiederholt und ist dabei abermals, diesmal nicht der Catholicismus, sondern der Muhamedanismus als Praeservativ belobt, so muss ich auf frühere Arbeiten hinweisen z. B. meine Pathologie und Therapie, wo ich das Thörichte solcher Angaben in ihrer Blösse darstellte. Wissen wir, dass in der Lombardei, Frankreich, England, Norddeutschland und Preussen, die Zahl der Verrückten sich gleichsteht, trotz der religiösen Unterschiede, so will ich zur Warnung ein Beispiel anführen, wohin Unkunde und vielleicht auch Hass uns führen können? — Der gewiss sonst achtungswerthe englische Arzt, Dr. Arnold — dessen Schrift über Wahnsinn, Leicester 1782 und 1786 — deutsch von Ackermann, Leipzig 1784 und

1788, welche auch Friedreich in seiner trefflichen Literairgeschichte, Würzburg 1830, S. 466 u. ff. anführt, behauptet, dass die Franzosen vor anderen Europäern am seltensten wahnsinnig würden, weil die wirksamsten Ursachen: „Religion, Liebe, Leidenschaften, Luxus u. s. w. sie nicht afficiren“— welche Behauptung!! — Nun sollen die Franzosen als Knechte des Papstes und Beruhigte durch Ablass, vor Melancholie sicher sein; die Liebe hat auf sie keinen Einfluss, die Karten zerstreuen sie; die Nation lebt im Sclavenjoch, daher nicht die Leidenschaft nach Erwerb existirt und nicht verrückt macht, wie in England, sowie endlich der französische Leichtsinn als Schutz gepriesen wird. Ganz so, wie man heute den Catholicismus im nicht-östreichischen Italien, sowie den Muhamedanismus und Uncultur überhaupt, belobt, ganz ebenso lobt Arnold das ehemalige Frankreich! — An eine Verschiedenheit der Form von Wahnsinn und Melancholie, an climatische Einflüsse u. s. w. wird nicht gedacht, und so erblicken wir in Arnold einen Gelehrten, der als Lesemann gerade so wenig Rücksicht verdient, als er dieselbe würde verdient haben, wenn er selbst beobachtet hätte, wodurch nur allein Irrthümer zu meiden sind. —

§. 3.

Ueber übelriechende Hautausdünstung.

Achill Mürat, in seiner *Esquisse morale et politique des E'tats-unis de l'Amerique du Nord.* 1833. S. 14, bemerkt, dass:

„Der eigenthümliche Geruch der Neger, selbst der reinlichsten, den sie ausdünsten, dem Weissen sie persönlich unangenehm mache. Es gibt auch weisse Menschen, welche unangenehm riechen (z. B. selbst an einzelnen Körperstellen), aber nicht als die Neger, welche wie Schlangen, Crocodille und manche Käfer ausdünsten."

„Das Gleiche meldet Bodwich von den Ashanti's."

Man hat so viel und so oft von dem Gestank gesprochen, den Verrückte verbreiten sollen; ich weiss, dass Verrückte wie andere Menschen, die nicht verrückt sind, unter Umständen übele Gerüche ausdünsten, aber einen specifischen Geruch kenne ich nicht. Obige Angaben führe ich hier an, um zu veranlassen, dass man neuerdings möge forschen wollen, ob es bei Verrückten nicht Zustände gibt, die sich durch eigenthümlichen Geruch der Haut auszeichnen; bei Melancholikern, deren Hautleben oft so hartnäckig daniederliegt, bemerkt man übelen Geruch aus der Haut.

§. 4.

Zur Pathologie der Vertebral-Arterien, der Halswirbel und des Gehirns u. s. w.

Interessant sind hier die Erfahrungen von Rust; so interessant, dass wir in der pathologischen Anatomie, solchen Beobachtungen öfter zu begegnen wünschten. — In seinen „Aufsätzen und Abhandlungen aus dem Gebiete der Medizin, Chirurgie und Staatsarzneikunde. B. 1. S. 196 und ff.," theilt uns der berühmte Dr. J. N. Rust, das Folgende mit:

„Zehnmal hat Rust die Caries der Halswirbel beobachtet; die Section zeigte zwischen Oesophagus und Halswirbel Jauche oder Eiter, Schlundkopf mehr oder weniger excoriirt, und am Atlas und Epistropheus die Beinhaut und Gelenkbänder zerstört. Immer war der ursprüngliche Sitz des Uebels zwischen den Articulationen des Hinterhaupts mit dem Atlas, und des letzteren mit dem Epistropheus, daher auch die cariöse Zerstörung an den *Condylis occipitalibus*, öfter links als rechts, dann am Atlas und am Zahnfortsatze des zweiten Wirbels am stärksten angetroffen wurde. Da, wo Patient plötzlich gestorben war, fand Rust entweder den zerstörten Zahnfortsatz gänzlich abgebrochen oder ein Blutextravasat aus der corrodirten *Arteria vertebralis*, oder eine Ergiessung des Eiters in die Brusthöhle. Ferner sah Rust, zwischen *dura mater* und *arachnoidea*, und in den Hirnhöhlen, zuweilen bedeutend viel Wasser. In der Gegend des Hinterhauptlochs, das oft bedeutend verengert gefunden wurde, und da, wo die Fortsetzung der *dura mater* für die *medulla spinalis* eine Scheide bildend, über den Zahnfortsatz hinläuft und dessen Anhängeband bedeckt, fand man gewöhnlich die Hirnhaut und Markscheide livid, blau, brandig und durchlöchert, die Hirnsubstanz und das Mark selbst alienirt und von dem unmittelbaren Eingriffe des Eiters und der Jauche, mehr oder minder bedeutend angegriffen. Bei scrofulöser Diathese, aber auch arthritischen, syphilitischen, rachitischen Leiden — fand Rust jene Zustände. Patient fühlt seinen Kopf zu schwer, sein Genick ist steif, er muss den Kopf stets in einer Stellung erhalten, ihn bei jeder Bewegung und veränderten Lage, mit einer oder mit beiden Händen unterstützen; Patient unterstützt seinen Kopf fast unbewusst und instinctartig, er legt die Hand auf das Occiput und fasst sich bei den Haaren, um den zu schweren Kopf aufzurichten oder vor dem Niedersinken zu bewahren. Im Verlauf der Krankheit sinkt der Kopf vorwärts, meist dazu nach Rechts u. s. w.; es mehren sich die Zufälle, es treten hinzu: „Ohnmachten, Betäubung, Schwindel, Krämpfe und Convulsionen, partielle Lähmungen meist der obern Glieder, gänzlich verhindertes Schlingen, Verlust der Stimme, Eiterauswurf, Hectik; das Gesicht zeigt einen eigenthümlichen Ausdruck des Schmerzes. Patient stirbt an Tabes, oder meist plötzlich. —

Die Thatsachen, welche uns Rust hier giebt, sind so interessant für die psychische Heilkunde, dass sie der merkwürdigen Beobachtung von Dr. Thiaudré — oben Cap. 2 —, und denen von Dr. Larrey — Notizen, Berlin 1835, an Intresse nicht nur gleichstehn, sie selbst übertreffen! — Wir sehen hier das *Foramen occipitale*, den Atlas, Epistropheus, die Hirnhäute, die Hirnsubstanz zerstört und leidend, so, dass Patient seinen Kopf sogar mit der Hand regieren muss und Patient stirbt in Folge der allgemeinsten und vollendetsten leiblichen Zerrüttung und — was auch hier das Beste ist, da ist nichts von Geisteskrankheit vorhanden! — Was sagen hier die Lamettristen? — ist die Materie die Seele? — die Vernunft? — was sagen die crassen Somatiker?

— macht Zerrüttung der Organe verrückt? — unbedingt, wie wir den Leib erforschen mögen, das Wesen des Vernunftprincips bleibt unerforschlich, und ich glaube hier abermals Ursache gefunden zu haben, meine Ansicht über das Wesen der Geisteskrankheiten bestätigt halten zu müssen. Wir sehen hier abermals, wie die genialen Forschungen im Gebiete der Chirurgie, mit Hülfe der Anatomie, der Psychiatrie ebenso förderlich sind, als die Speculationen der meisten sogenannten psychischen Aerzte wenigen Werth haben. —

§. 5.

Bedeutung des Hautlebens in melancholischen Zuständen.

Dr. J. N. Rust, sagt *l. c.* S. 37 u. ff., dieses: „die Gefahr der Verbrennung dependirt weniger von dem Grade derselben, mehr aber von ihrer Ausdehnung, und die durch die Beschädigung aufgehobene Function des Hautorgans ist es, welche die animalische Oeconomie so tief verletzt, dass das Leben nicht bestehen kann.“ Lässt Bichat den Tod, mit Recht, vom Hirn, Herzen oder von den Lungen aus statt finden, so nennt Rust den, nach weit über die Körperfläche ausgebreiteten Verbrennungen erfolgenden Tod, einen „Hauttodt“, weil die aufgehobene Hautfunction nothwendig die übrigen Lebensfunctionen stören muss. Das Blut in den Venen ist kohlschwarz, und hört eher zu fliessen auf, als man es oft will, oder es fliesst gar kein Blut. Gleiche Erscheinungen, bemerkt Rust weiter, treffen wir auch da, wo andere Krankheiten die Function der Haut stören, denn dadurch wird ihr Wechselverhältniss zum Athemholen und zum Kreislauf gestört und aufgehoben. Ganz aus der hier bezeichneten Ursache sah ich einen Mann rasch sterben, der in ein Fass stürzte, in welchem sich die gährenden Substanzen befanden, aus denen Brandwein destillirt wird; er war fast am ganzen Leibe verbrannt. Bei dem in der Lombardei endemischen Pellagra, tritt Venosität in hohem Grade ein, die Kranken verfallen in tiefe Melancholie und versuchen wohl den Selbstmord. Wir finden in melancholischen Zuständen die Haut oft wie todt, und sehen hier, wie dort, eine der bedeutendsten Ursachen des mächtigen Vorherrschens des Venenblutes, dessen paralysirender Einfluss auf das Nervensystem, namentlich das Gehirn, diesen Zustand so schwierig macht und in einer allgemeinen Zerrüttung den Tod herbeiführt. Dass bei dem durchaus gesunkenen Hautleben des Melancholikus, die Haut oft unangenehm riecht, ist gewiss, doch ohne, dass man hieraus einen specifischen Geruch der Geisteskranken zu erklären hätte; ich erinnere an das, §. 3, oben bereits Gesagte. — Im Uebrigen mögen diese Thatsachen den Beweis geben, dass ich mit vollem Rechte in den melancholischen Zuständen eine strenge Rücksicht auf das Hautorgan, und eine äusserst sorgfältige Cultur desselben empfehlen muss, ohne welche namentlich in Ländern, wo melancholische Zustände vorherrschen, kaum an eine Heilung zu denken ist. Schon Clima-Wechsel, eine trockne, heitere Luft, belebt die todte Haut des Melancholikus. —

§. 6.

Ueber den hohen Werth der Diät, als Heilmittel.

Wenn ein Pinel den Werth der Diät in psychischen Krankheiten, aus eigener Erfahrung und nach Dr. Grant, so hoch anschlägt; wenn die besseren Aerzte, welche Geisteskranke wirklich gut zu behandeln wissen, in gleicher Weise denken und den Missbrauch der Arzneien fürchten, so zeigt uns Rust, dass solche Grundsätze die richtigen sind und seine Mittheilungen passen so durchaus für die psychiatrische Praxis, dass ich sie hier mittheilen muss.

Dr. Rust bemerkt *l. c.* S. 385, dass er durch

die Missgriffe eines anderen Arztes es erlernte, den Werth der Diät als Heilmittel zu schätzen und die Ueberzeugung zu erlangen, dass dyscrasische Uebel sich weit sicherer durch Entziehung der gewohnten Nahrungsmittel und anhaltenden Hunger bekämpfen lassen, als durch bestgewählte Arzneien. Wir zeigen auf die in psychischen Krankheiten nöthigen Modificationen hin, die in der Pathologie und Therapie angegeben sind. Auf S. 444 sagt Rust weiter, dass der Einfluss des Regims auf Heilung von Krankheiten mächtig sey, und ein höherer als der des ganzen Arzneikrams. Kranke, die bei einer zweckmässigen pharmaceutischen Behandlung ohne Beachtung des erforderlichen diätetischen Regims nicht zu heilen waren, sind nicht selten bei einer verkehrten und schlechten pharmaceutischen Behandlung, unter günstigen diätetischen Einflüssen doch gesund geworden, so dass mithin diese diätetischen Einflüsse nicht allein die Krankheit, sondern auch die nachtheilige Wirkung der dagegen verordneten Arzneien zu bezwingen, im Stande waren; und hier liegt der Grund, weshalb unter den wechselnden Arzneisystemen, die Zahl der Genesenen und Gestorbenen an allen Orten und in allen Zeiten, so ziemlich gleich bleibt; — und, S. 448 — so glaubt Rust, und mit Recht, dass Diät und alle dahin gehörigen Einflüsse — absolute Heilkräfte besitzen, die oft für sich allein weit mehr bewirken, besonders in chronischen Krankheiten, als alle arzneilichen Substanzen.

Die Diät richtet sich nach der Natur und Beschaffenheit der gleichzeitig zu verordnenden Arzneien, nach der Stärke und dem Wesen der Krankheiten, sowie nach der gewohnten Lebensweise und Constitution des Kranken —; nie aber darf sie immer und allenthalben über einen und denselben Leisten geschlagen werden.“

Die Grundsätze, welche Rust hier ausspricht, habe ich nach der Möglichkeit in der *Materia medica* für psychische Krankheiten auszusprechen und anzudeuten versucht; das von Rust Gesagte bestätigt meine Ansichten auf die erfreulichste Weise.

§. 7.

Kranke Zustände des Halses, in ihren Beziehungen zum Gehirn.

Wenn wir oben §. 4 solche Beziehungen nach Rust angaben, so entlehnen wir folgende aus dem trefflichen „Handbuche der medicinischen Clinic, von Professor Dr. Naumann in Bonn, B. 4. S. 38 und 39.“ Barras beobachtete einen ausserordentlich kräftigen Mann von 55 Jahren, der in einem

Anfall von Zorn, die heftigsten Muskelanstrengungen machte und drei Tage darauf, nichts mehr hinabschlingen konnte: ein Abscess war in den Wandungen der Speiseröhre dagewesen, welcher wahrscheinlich durch die Zerreissung einiger Muskelfiebern derselben, während der stürmischen Aufregung in jenem Anfalle von wüthendem Zorn, veranlasst worden war; daher begannen die Symptome auch erst drei Tage nachher, wie bei jeder Entzündung, die auf mechanische Verletzung folgt. Die Cerebralsymptome — Convulsionen, man musste Eis auf den Kopf legen; stärkere Convulsionen mit Zeichen des heftigen Blutdrangs zum Kopf, wurden durch den Druck bedingt, welchen der entzündete Schlund gegen die inneren Jugularvenen ausübte. Patient ist genesen. —

§. 8.

Einfluss entzündlicher Zustände der Bauchschleimhäute, in den psychischen Krankheiten.

Hat man den Einfluss solcher Zustände, von der einen Seite zu hoch angeschlagen, so hat man ihn von der anderen Seite nur zu oft übersehen und es bleibt wahr, dass das Talent des Arztes durch die Fähigkeit, individualisiren zu können, sich am sichersten ausspricht, wie selten dies anders auch seyn mag! —

Professor Naumann hat *l. c.*, S. 418 und 419 Verschiedenes mitgetheilt, was ich, seines Intresses wegen, hier anregend in Erinnerung bringe:

„Den öfter beobachteten Causalnexus zwischen chronischer Gastritis und Verrücktheit, nennt Dr. Naumann mit Recht wichtig und gewiss ist es nicht gut, wenn derselbe unbeachtet bleibt. Prost beobachtete viele Fälle von Geisteskrankheit, als Folgezustände von Entzündung der Schleimhaut des Magens und Darmkanals. Broussais sagt, dass Wahnsinn häufig aus dieser Ursache entstehe, und durch dieselbe unterhalten werde. Derselbe Broussais fand bei Melancholikern oft Trockenheit und Röthe der Schleimhaut von Magen und Darmkanal. — Es ist, füge ich hinzu, der Fall, dass bei der Unthätigkeit der Haut Melancholischer, schon deshalb antagonistisch die Mucosa gereizt wird; die Mucosa in Magen und Darmkanal strebt, die Thätigkeit der Aussonderung zu übernehmen, welche die kranke Haut nicht mehr wahrnimmt und indem nun der Drang der Säfte zum Unterleib stark, zu stark wird, entzündet sich die Mucosa oder besser gesagt — sie geräth in einen gereitzt entzündlichen

Zustand. Ist dieser da, so ist auch ein Reitz zu fieberhaften Wallungen da, erwacht nun das Leben der Arterien beim Melancholikus, so wird jener Reitz die Ursache krankhafter Congestion zum Kopf und zur Melancholie gesellt sich Wahnsinn, wo der dem Selbstmord günstige Moment sich einstellt. — Dr. Carré versichert, Melancholie mit Lebensüberdruss und Neigung zum Selbstmord, besonders dann beobachtet zu haben, wenn chronisch entzündliche Affectionen des Magens und der Leber, mit Reitzmitteln behandelt wurden. Wir sehen, dass Dr. Carré meine so eben gegebenen Erfahrungen bestätigt, wogegen ich durchaus unterschreibe, wenn der Dr. Carré weiter sagt: „in solchen Individuen findet man nach dem Tode die Leber von Blut ausgedehnt, die Schleimhaut des Magens geschwürig, und ausserdem im Gehirn — Carré meint die Hirnhäute — die Spuren von Entzündung." Bayle fand durch chronische Magen- und Darmentzündung — Geisteskrankheiten bedingt und durch diese wieder, den ersteren Zustand veranlasst, wo wir indess namentlich melancholische Constitution zu beachten haben. Dass nur da, wo Disposition ist, die Entzündung der Bauch-Mucosa direct Ursache von Wahnsinn werden kann, dieselbe den Wahnsinn unterhalten kann —

darinn hat Bayle Recht. Eine Melancholie indess entsteht aus dieser Quelle nicht, dieser Zustand aber gesellt sich zur Melancholie und richtig sagt Bayle, dass Schmerz, Angst und Besorgniss, solche Melancholiker auf die Idee einer Vergiftung bringen und wenn sie oft hartnäckig das Essen weigern, so begreifen wir, dass in Folge von solchem Leiden der Hunger schon fehlen darf. Bei Manchen bleibt indess Appetit, so in folgendem Fall: „Ein Melancholikus, bei dem sich in Folge des daniederliegenden Hautlebens ein Zustand von Gastro-enteritis eingefunden hatte, litt zu Zeiten Wahnsinnsanfälle, die immer bald ein Ende nahmen, aber Patient fiel in Blödsinn. Der Kranke war Erkältungen oft ausgesetzt, namentlich in Folge einer anhaltenden und unvorsichtigen Application von Regenbädern, die sein Hautleben nicht hoben, wohl aber stets tiefer herabsetzten. Bei der Section erschien die Mucosa im Darmkanal aufgelockert, dick, mit Pocken und Geschwüren bedeckt, die an sehr vielen Stellen in harte, flache, indurirte Massen übergegangen waren, manche so gross als $\frac{1}{3}$ preussischer Thaler. Dieser Kranke hatte die, auch von Carré getadelten Reitzmittel reichlich nehmen müssen.“ —

Da unsere practischen Aerzte, ich meine die

bessern selbst, in ihren Schriften die psychischen Krankheiten nur so nebenbei gleichsam beachten, so wird man es nicht missbilligen, wenn ich nun auch noch eine Blumenlese gleichsam aus Schönlein's Schriften folgen lasse. —

§. 9.
Ueber Hirntuberkel.

Professor Schönlein bemerkt über den Gegenstand in seiner Therapie, B. 3. S. 129 das Folgende: „Bei Tuberkeln des Gehirns klagen die Kranken im ersten Stadium im Kopfe einen dumpfen Druck, Schmerz, und Jahre, Monate oder nur Tage dauert der Zustand.

Dass übrigens solche Klagen lange geführt werden und doch kein organisches Leiden des Gehirns obwaltet, scheint die in Cap. 2. §. 3. mitgetheilte Krankengeschichte anzudeuten.

Im zweiten Stadium entstehen epileptische Anfälle ohne *Aura epileptica*, aber mit Steigerung des drückenden Schmerzes; die Convulsionen, meist halbseitig, und wenn auch auf beiden Seiten, sind doch auf derjenigen, die dem Sitz des Tuberkels entgegengesetzt ist, am heftigsten. Nach dem Anfall ist Patient sehr betäubt, es folgt ein kurzer, mehr soporöser Schlaf, anhaltende Klagen über Schmerz an einer bestimmten Stelle des Kopfs.

Im dritten Stadium endlich, folgt Lähmung — halbseitige, wenn die Tuberkeln nur in einer Hälfte des Gehirns vorkommen.

Sitzen sie an der *pons Varoli*, trifft die Lähmung beide Seiten, eine mehr als die andere. Auch jetzt noch dauern Druck an bestimmter Stelle im Kopf, und hier stechender und brennender Schmerz, fort.“ In der psychischen Beziehung des Hirns, sieht man die Geisteskräfte sinken, die Kranken nähern sich dem Idiotismus; indess, oft sterben sie schon im zweiten Stadium.

Ich zweifle nicht, oder Schönlein hat selbst Kranke beobachtet, bei denen er das so eben gegebene Bild entlehnte; ich habe dergleichen nie gesehn und da, wo ich so etwas vermuthete, fand ich stets mich getäuscht. Möchten deutsche Aerzte den Gegenstand strenge beachten, denn man wird einsehen, wie er so bedeutend ist für die Kenntniss des Wesens der Geisteskrankheiten, deren Erforschung erst begonnen hat, seitdem man beginnt einzusehn, dass mit dem gelehrten Raisonnement hier nur geschadet wird.

§. 10.

Gebrauch der Narcotica.

Dass Narcotica in Geisteskrankheiten nutzen, wenn man sie gut und richtig anwendet, schaden beim Gegentheil, glaube ich in der Pathologie und Therapie der psychischen Krankheiten gezeigt zu haben; dass Narcotica in anderen chronischen Zuständen schaden, so in solchen, die sich auch oft nach Hirnkrankheiten einstellen, nach Geistesalienationen, das beobachtete auch Schönlein *l. c.* S. 167. Ich repetire hier das von Schönlein Mitgetheilte, um somit immer mehr den Missbrauch der Narcotica anzudeuten.

„Bei dem Gebrauch der Narcotica in der Lungenschwindsucht, ist grosse Vorsicht zu empfehlen, denn einerseits zeigt die Section, dass die Brustnerven, namentlich der Phrenicus, in einem Zustande sich befinden, der auf Paralyse hindeutet, und es müssen daher Mittel, welche die Nerventhätigkeit deprimiren, diese Entartung und die schlimme Wendung des Uebels nur befördern; andererseits ist es bekannt, dass durch längeren Gebrauch der Narcotica, eine Auflösung des Blutes erzeugt wird, die bei der Phthisis äusserst gefährlich werden muss, da hiedurch die Colliquation nur befördert, Umänderung des Fiebercharakters aus dem der Synocha oder des Erethismus in den des Torpors eintritt und selbst Putrescenz erzeugt wird, sogar Hämorrhagien veranlasst werden. Wie hier, so in Geisteskrankheiten!“ —

Reicht man dem sanguinischen, dem arteriellen Wahnsinnigen zu reichlich Narcotica, dann folgt dem Erethismus der Torpor, selbst Putrescenz; der Zustand, immer mehr den Charakter der Depression, der Lähmung selbst, annehmend, nähert sich mehr und mehr der melancholischen Form und der cachectische Kranke wird nicht selten am Rücken, Gesäss, Waden und allen Theilen, auf denen er ruht, wund, es erfolgt hier ein Decubitus, in welchem der Brand nicht abzuhalten ist, Patient ist wie verfault, solche Zustände sind in der That scheusslich und dies nicht minder als der echte Krebs.

Reicht man dem Melancholicus die Narcotica in Uebermaass, so erfolgt die Zerrüttung ohngleich schneller, denn das hier prädominirende Venenblut oder die *atra bilis* der Alten, ist für sich schon ein Zustand von Torpor und Auflösung, den der gelindeste Missbrauch sogleich steigert; Narcotica, den Melancholikern reichlich gegeben, betäuben gleich, aber endigt man nun den Gebrauch des Mittels, so sind Angst, Noth und Apathie desto heftiger und endigen nicht früher als im Tode. —

§. 11.

Hydrocephalus.

Der Professor Schönlein sagt *l. c.* S. 238 — Treffliches über Hydrocephalus.

„Die Kinder werden mürrisch, stumpfsinnig, sie verlernen das Gehen, die Sprache wird unverständlich, oder sie lernen weder sprechen noch gehen. Die Fontanellen verknöchern nicht, man gewahrt hier Flüssigkeits-Ton; Druck macht Krämpfe und Convulsionen. Das Volumen des Kopfs wächst, der Schädel wird oft 3 bis 4fach zu gross; paralytische Erscheinungen u. s. w.

Ich nehme an, dass die Zufälle des Hydrocephalus aufhören, nicht hoch steigen, mehr oder weniger Genesung folgt, im Verlauf der Entwicklung die Genesung vollendet scheint; ja, es ist nur zu gewiss, dass solche Zufälle des Hydrocephalus oft nicht bemerkt werden, man kurirt auf Würmer, sieht nervöse Zustände u. s. w. Und was ist nun der Fall? — Der Mensch lernt später nichts, wie man ihn auch dressiren mag, er bleibt dumm, ist blödsinnig, er weiss das Anstudirte nicht an gehörigem Ort von sich zu geben, er ist sonderbar, und weiter nichts, als

„Blödsinniger“ —, der durch sein Benehmen sich oft lächerlich macht, also ist er ein Narr und leidet „Moria.“ Hier sehen wir abermals, wie Blödsinn nur Folgezustand ist; Moria blos etwas mehr zufälliges — es ist nicht möglich, dass der zum Forschen Befähigte, eine andere Classification der Geisteskrankheiten haben kann, als die Meinige ist, wenn er die Natur fragt und ihre Antworten verstehen will. —

„Beim *Hydrocephalus senilis*, sagt Schönlein weiter, bemerkt man auffallende Aenderungen in den geistigen Thätigkeiten, die oft sehr rasch eintreten; das Gedächtniss geht zu Grunde, und indem die Geistesthätigkeiten sich verlieren, werden die Kranken auffallend schnell blödsinnig. Der Kopf ist eingenommen und schwer, er hängt zur Seite; es ist Schwindel da; das rasche Zugrundegehn der psychischen Thätigkeiten, das Sinkenlassen des Kopfs, die erhöhte Temperatur desselben, während die Extremitäten kalt sich anfühlen, das livide Aussehn, und die Beschränkung aller Secretionen — führen die Diagnose. Mit Unrecht spricht Schönlein von höheren Geistesthätigkeiten — die gibt es nicht, es gibt nur Geistesthätigkeit, Ausdruck der Vernunft; die Materie mit der ihr annexen Vitalkraft zeigen und bilden nichts von niederer Geistesthätigkeit, da ist blos körperliches, das unter der Herrschaft der Vernunft oder Seele steht. — Und nun noch diese Bemerkungen: „erkrankt der Greis in der so eben bezeichneten Art, so hüten wir uns bestens, den Alten einen Verrückten zu nennen und meiden es, mit ihm die Zahl der Geisteskranken zu mehren, da wir der Uncultur nimmer wollen Vorschub thun. Der Alte hat ausgelebt, seine Zeit ist hin, es ist grausam, wenn man ihn im Krankenhause für Verrückte sterben lässt" — in manchen Städten hat man sogenannte „alte Männerhäuser" und „alte Frauenhäuser", wo die armen Alten ihre Tage beschliessen können; man muss solchen Zustand nie Verrücktheit nennen, er ist eine der Ursachen des Todes in hohem Alter. Ist der Fall da, dass die Erscheinungen sich in den mitteleren Lebensjahren einstellen, welche dem höheren Alter eigen sind, dann drohen oft Zustände von Blödsinn einzutreten, die dauernd sind und die wir füglich auch nicht in die Reihe der psychischen Krankheiten bringen dürfen; ist dieser Blödsinn dem verwandt, der nach Verrücktheit eintritt und sind beide in höheren Graden selbst dem angeborenen Blödsinn — der ausser unserem Bereich liegt — verwandt, so vergessen wir nie die Art und Weise der Entstehung, schon deshalb nicht, weil wir sonst volle Listen machen, welche nur der Unwissenheit förderlich sind. Mit den hier geschilderten Erscheinungen stehen die in den beiden folgenden §. §. mehr oder weniger in einer nahen Beziehung.

§. 12.

Ueber Gehirn-Hämorrhoiden und Blödsinn.

In dem bezeichneten Werke Schönlein's wird S. 355 gesprochen von Gehirn-Hämorrhoiden, ein Ausdruck eben so unpassend, als der Zustand, den er andeutet, wahr ist.

„Der Hämorrhoidalschwindel ist mehr ein Symptom, das, vom Unterleib ausgehend, oft charakteristisch ist für das erste Stadium der wahren Hämorrhoiden. Oft aber ist es der Fall, dass es zur wahren Congestion nach dem Kopf kommt. Die Kranken klagen dann über die grosse Schwere, Eingenommenheit des Kopfs, die Choroidea ist mit Blut überfüllt, daher auch die Sclerotica blau durchschimmernd, ja, es sind Varicositäten zugegen. Damit sind Sinnestäuschungen verbunden — Funkensehen, Sehen von mannigfachen Figuren, von Mücken, Spinnen —, die sich nicht selten bis zur *Amblyopia amaurotica* steigern." — Von Zeit zu Zeit tritt ein heftiger Schwindel ein, so dass die Kranken bei ihren heftigen psychischen Aufregungen wähnen, sie seyen vom Schlage getroffen. Die Störungen im Ohr sind, wie es scheint, Folgen von venöser Congestion: „Summen, Sausen und Störung in Perception der Töne, Schwerhörigkeit.“ Wie die Congestion anderer Organe, so hält auch die Hämorrhoidal-Hirn-Congestion bestimmte Perioden, zeigt Steigerung und Minderung der Symptome. Im Sommer, nach dem Genuss bestimmter Speisen, wenn *obstructio alvina* da ist, sind die Erscheinungen am heftigsten. Ich citire hier: „Beiträge zur Erkenntniss und Beurtheilung zweifelhafter Seelenzustände, von Dr. J. C. A. Clarus. Leipzig 1828. S. 132.“ —

Wenn in Folge von Hämorrhoidalzustand sich Congestionen zum Kopf einstellen, diese dauernd sind, so erfolgt endlich eine Erweiterung der Blutgefässe des Kopfs; es ist indess nicht passend, den Zustand Hirnhämorrhoiden zu nennen, wenn hier auch Nasenbluten fast die gleich guten Resultate oft zeigt, als Blutungen *ex ano*. Ich sah bei einem 50jährigen Gastwirth solchen Zustand durch eine Blutung aus der Nase, von ungeheuerer Stärke, sich bessern und der drohende Anfall einer Apoplexie wurde verhütet. Bei Männern, bemerkt Schönlein, wo das Gehirn seine höchste somatische Entwicklung erreichte, erfolgen Unterleibsübel z. B. Mangel an Appetit, Blähungen, Magenschmerzen u. s. w. — so wie Hypochondrie überhaupt. Plötzlich, nach Tische, beim Coitus u. s. w. vergehen die Sinne, Schwindel ist da, Geistesabwesenheit, sie fallen u. s. w. — zuletzt bildet sich Epilepsie aus. Das Geistesleben erscheint fortan deprimirt und selbst die Geistreichsten versinken wohl in Blödsinn. Die Krankheit gehört den Vierziger Jahren und ist besonders in Individuen, welche durch geistige Thätigkeit ausgezeichnet sind z. B. „Schwedenborg S. 70; Notizen s. §. 4. S. 16, wo ein abnormer Seelenzustand eintrat." —

Es ist einleuchtend, dass in den hier geschilderten Zuständen oft die Ursache liegt, in deren Folge Wahnsinn und apoplectische Anfälle sich einfinden, wo Blödsinn nicht selten die Folge ist, der also auch hier blos als ein Folgezustand sich ausspricht. So bemerkt Schönlein ganz mit Recht, dass nach Keichhusten sich Blödsinn, Verlust des Gedächtnisses, Taubstummheit u. s. w. wohl einstellen und offenbar in Folge der *Commotio cerebri.* — Ich bemerke noch Folgendes nach Schönlein: „Marasmus ist das Absterben eines Organs und in dessen Folge entsteht das Absterben des ganzen Organismus. Bei Marasmus des Gehirns, durch Alter und andere Ursachen, sinkt das geistige Leben, es folgt Blödsinn, endlich sinkt die Reproduction und der Tod folgt durch Lähmung.“ — So sehen wir, dass endlich nach Epilepsien das Leben des Gehirns zerrüttet wird und der Blödsinn die Folge ist, was ich in einem Falle sehr deutlich selbst gesehen habe. —

Wir sehen, wie die mannigfaltigsten Zustände sich auf das Gehirn reflectiren und seine Form, Mischung und Functionen langsam oder schnell zerrütten; können wir nicht läugnen, dass das Gehirn das wichtigste Organ ist, das einzige was zwei Functionen hat, eine intellectuelle und eine vegetative; sehen wir ein, dass die ärztliche Kunde vom Gehirn sehr mangelhaft ist und wissen wir, dass die Psychiatrie jene Kunde zum ersten Gegenstand hat, ohne die des übrigen Körpers zu versäumen, so ist es einleuchtend, dass nur durch eine ernste Cultur der Psychiatrie die gesammte Heilkunde zu einer höheren Realität gelangen kann, da unsere Medizin gar zu sehr bis jetzt eine somatische und also einseitige, geblieben ist. —

§. 13.

Ueber Gehirnschwindsucht.

Ich entlehne bei Schönlein, B. 3. S. 195.

die folgende Darstellung: „Die Kranken bekommen die Erscheinungen der Hirnentzündung; sie haben Schmerz an einer bestimmten Stelle des Gehirns, von wo aus derselbe als ein dumpfer, drückender und reissender Schmerz ausstrahlt. Der Schmerz ist permanent und nur einer Steigerung und Minderung fähig, welche erstere in die Abendstunden fällt. Ferner zeigen sich Störungen in den psychischen Thätigkeiten, besonders Abnahme und Schwinden des Gedächtnisses und Störungen in den Sinnorganen z. B. Schwarzsehn, Amaurose, bald Beeinträchtigung des Geruchs- und Gehörsinns, je nach dem Sitz des Eiters — §. 12. — Dazu kommen Störungen in den Bewegungsapparaten, entweder ganze oder halbseitige Lähmung. Besonders charakteristisch ist der Typus des Fiebers — es ist *febris intermittens,* nur mit dem Unterschiede, dass die Exacerbationen in die Abend-, nicht in die Morgen-Stunden fallen. Gegen Abend kommt Frost, es folgt Hitze, häufig mit halbseitiger Röthung des Gesichts, halbseitigem Klopfen der Carotiden, mit Kopfweh, oft sogar Delirien oder Coma. Gegen Morgen treten Schweisse und Sediment im Urin ein, und damit wird der Zustand ruhiger. Endlich erfolgt häufig — Ausfluss des Eiters aus dem Ohr, *processus mastoideus* oder Nase.“ —

Diese Krankheit ist nicht selten und beginnt wohl mit chronischer Entzündung der Sinnorgane z. B. des innern Ohrs, das in Eiterung übergeht und die Eiterung breitet sich aus; oder sie bildet sich von der Nase her, durch Eiterung der Nasenschleimhaut, Ozaena scrofulosa oder syphilitica, welche die Sinus frontales und sphenoidales zerstört, und endlich das Gehirn erreicht; oder die Eiterung geht vom hintern Theil des Schlundes aus, und verbreitet sich nach dem Verlauf der Carotiden zum Gehirn; die Krankheit entsteht nach Operationen, nach Unterbindung und Durchschneidung der Arterien, die zum Kopf gehn. Schönlein sah sie bei einem Wahnsinnigen, der sich die Kehle einschnitt, nach Unterbindung der verletzten Carotis; und bei einem jungen Mädchen, wo wegen heftiger Gehirnentzündung, die Temporalis durchschnitten wurde.

Diese Krankheit ist eine der schlimmsten Formen der Phthisis; am günstigsten ist es noch, wenn der Eiter zwischen den Gehirnhäuten seinen Sitz hat; sitzt er in der Substanz des Gehirns, so ist keine Hülfe mehr da, wenn gleich die Natur einen Prozess einzuleiten sucht, wie bei Heilung des Extravasats: „es bilden sich nemlich um die Eiteransammlung herum, förmliche Granulationen, es ist die Tendenz zur Bildung einer Narbe und den Abscess zu schliessen.“ — Drückt der Eiter auf die Centraltheile des Gehirns, die *Corpora striata, quadrigemina, Thalamus nervi optici*, so ist die Prognose äusserst ungünstig. Oft bahnt der Eiter sich einen Weg nach Aussen, und es erfolgt radicale oder temporäre Heilung, wo dann die Krankheit repetirt. —

Man wird einsehen, dass die Krankheit, welche Schönlein eine Gehirnschwindsucht nennt, für die Psychiatrie deshalb so wichtig ist, weil sie im Hirn, dem Sitz des Seelenorgans wurzelt und wo nun früher oder später eine geistige Alienation folgt, das Hirn zerrüttet wird und Blödsinn folgt; wir erkennen hier, wie die Beachtung von Ohrschmerzen wichtig ist, deren Bedeutung wir schon hier Cap. 2. §. 10. ersehen können. Schönlein's Angabe, dass hier der Typus des Fiebers, der einer Intermittens ist, bestätigt die Erfahrung und in nicht wenigen Fällen mag der Zustand verkannt seyn, wo man sich nun wunderte, dass die China im Stich liess, ja selbst schadete. Bei arteriellen Hirnreitzungen selbst, wo nichts von Eiterung da ist, sehen wir selbst den intermittirenden Typus, und die China ihn, indem sie den Zustand steigert, verschlimmern, wie hier bereits Cap. 2. §. 3. gezeigt ist, wo das Daniederliegen des Hautlebens als eine Mitursache des Fiebertypus sich aussprach. —

Ich habe in B. 2. der Beiträge einen Fall von Dr. Martini entlehnt und mitgetheilt, der eben so interessant, als hier deshalb bezüglich ist, so wie der *l. c.* S. 316 bis 347 aus meiner eigenen Beobachtung mitgetheilte Fall, wo der freibleibende profuse Eiterfluss aus Löchern in der Hirnschale, offenbar eine dauernde geistige Alienation verhindert hat und ich citire hier jene Thatsachen nicht weiter, da sie offen vorliegen. — Dass Hirnreitzungen, namentlich in Fällen, wo auch das Hautleben daniederliegt, mit Fiebern unter dem Anschein einer Intermittens oft verbunden sind, habe ich in der Pathologie und Therapie der psychischen Krankheiten nachgewiesen, so S. 97, ferner S. 257 u. s. w. — An mehreren Stellen früherer Arbeiten war wohl die Rede von Krisen durch profuse Rotzausleerungen aus der Nase; ich gestehe offen, dass ich in mehreren Fällen der Art nicht weiss, ob diese mitunter ungeheueren Rotzausleerungen blos aus den mucosen Häuten des Ohrs, der Nase, der Stirnhöhlen, Backenhöhlen und des Rachens, oder ob hier nicht am Ende sogar die eiterartigen Ausleerungen aus dem Gehirn selbst, statt fanden. Es waren drei Kranke, entschieden Wahnsinnige, aber ihr Zustand war bereits Blödsinn unter andauernden arteriellen Hirnaufregungen geworden, wo ich solche Ausflüsse gesehen.

Der Eine litt an blutigen Eiterausflüssen aus dem Ohr; er war durchaus aufgeregt, toll und so wild, als seine Hinfälligkeit erlaubte und der Zustand dauerte bei der Ausleerung, besserte aber, wenn sie ein Ende nahm. Patient ist nicht geheilt.

Ein Anderer litt zu Zeiten an profuser Rotzaussonderung aus der Nase; er war und blieb gleich blödsinnig. Ist gestorben. Eine Person, total blödsinnig nach acutem Wahnsinn, wo das Gehirn wahrscheinlich bedeutend entzündlich gereitzt war, wurde zu Zeiten äusserst heftig, aufgeregt, böse und unter entzündlichem Zustande stockte jetzt der Ausfluss aus Nase und Rachen, der sonst in gelinderem Grade immer da war. Endlich trat er wieder ein und wurde nun so profus, mit Blutstreifen anfangs untermengt, so ungeheuer übelriechend, dass ich in der Art nie Aehnliches gesehen habe; der Geruch, den dieser Zustand verbreitete, war ein durchaus empfindlich beleidigender. Diese Person ist nicht genesen. Ich glaube, dass mindestens im ersten und letzten Falle, das Gehirn durchaus betheiligt war; diese Kranken habe ich nicht von Vorne herein beobachten können. Von welchen Leidenszuständen das Gehirn auch befallen wird, sie sind immer für uns wichtig und die Psychiatrie nicht nur, die gesammte Arzneikunde, bleibt unvollständig, so lange wir dieses Feld nicht vollständig erforscht haben.

Betrachten wir solche Fälle und vergleichen sie mit denen von Rust, Larrey, Thiaudré und Andern; was sehen wir da? — wir bemerken, dass da, wo Druck, abnormer Hirnturgor, Congestion, Plethora Capitis, Gefässerweiterung u. s. w. statt findet, hiedurch die organische Hirnfunction gestört und das Seelenleben alienirt wird; wir bemerken dagegen, dass da, wo das Gehirn auch noch so tief leidend wird, und kein Umstand die organische Function desselben beeinträchtigt, das Seelenleben ungestört bleibt, und wenn Patient auch bei einem verengerten Hinterhauptsloche mit zerstörtem Atlas und Epistropheus, wie Rust beobachtete, mit der Hand seinen Kopf leiten und regieren muss. Kann ich Unrecht haben, wenn ich in Folge einer solchen Fülle von beweisenden Thatsachen behaupte, dass meine Ansicht von dem Wesen der Geisteskrankheiten die allein wahre und richtige sey? — Jrre ich, so kann ich nur durch Thatsachen widerlegt werden, und da ist es sicher, dass aus solchen Bestrebungen die Wahrheit erstehen muss. Mögen Theoretiker sonst sagen, was sie wollen; ich kann und will das niemals berücksichtigen! —

§. 14.

Ueber Melancholia religiosa, mit dem Beweis, dass es Unrecht ist, wenn man diesen Zustand als einen nur entfernterweise selbständigen schildert.

Da in der Medizin, als einem Zweige der Naturwissenschaft, nur allein Thatsachen als Beweise gelten können, so will ich solchen Beweis auch nur allein geben, denn ich denke mit Paracelsus, wie das Speculiren ohne Erfahrenheit und Naturbeobachtung — blos ein Phantasiren ist! —

Ein Mann von noch nicht dreissig Jahren, aus einer Familie, wo von Geisteskrankheiten nichts verlautet, gebohren, hatte indess eine oft leidende, schwächliche Mutter, deren Gesundheit in späteren Jahren sich befestigte. Der Mann soll bereits in der Kindheit kränklich gewesen seyn, unartig und eigensinnig, an nichts Theil nehmend, ohne Liebhaberei für irgend etwas, fehlte Trieb zur Thätigkeit und selbst sogar der zum Vergnügen. Unaufmerksam und träge, begriff er nichts, doch aber hat er gut auswendig gelernt, so dass in dem dummen Kopf doch Etwas stecken blieb und namentlich lernte er, so scheint es, am Besten den Catechismus. Man liess ihn eine Kunst erlernen, da man eine mechanische Beschäftigung für ihn am passendsten fand. Indess, er war zu dumm, zu eigensinnig, zu leichtgläubig und deshalb für Andere ein Spott, ein Gegenstand ihrer Witze, er lernte also nichts und man begriff, dass der junge Mann für eine selbständige Existenz nicht passend war.

Das Ausseln des N. ist kein gesundes, ein cachectisches vielmehr, sein Auge ist unbeschreiblich dumm und stier. Von verliebter Complexion, wie solche an Plethora abdominalis Leidenden häufig sind, liebte er die Weiber, aber liess sie doch links liegen und trieb Onanie, was ihn später in grosse Sorgen versetzte.

Als N., dem es an Eitelkeit nicht fehlte, sah, dass er keine selbständige Existenz erreichen konnte, wurde er unzufrieden und missmüthig, wo sein Betragen, das man als fromm und still bezeichnet, eben nicht angenehmer wurde. Er ging nun auf Reisen, streifte weit herum und offenbar von melancholischer Unruhe getrieben, blieb er nirgendwo lange, bis er an einem besuchten Wallfahrtsort sich etwas länger fixirte und hier sich zuerst auffallend mit religiösen Grübeleien befasste; er war bereits früher und auch später sehr mit hypochondrischen Beschwerden behaftet, litt an Coliken, die zu Zeiten fehlten und wieder eintraten, wo Patient gelb und grau im Gesicht aussah, er war tiefsinng, traurig und muthlos.

Genug, unser Patient war und ist ein Melancholikus, dieser Zustand entwickelte sich seit früher Jugend, was so oft der Fall ist und doch so wenig beachtet wurde und wo die Ursache liegt, dass man melancholische Zustände selten richtig würdigt, und das Thun und Treiben solcher Menschen meist schief beurtheilt. Die Furcht und Angst, die Patient litt, steigerte sich zu Zeiten bis zur Wuth, wo er drohend wurde, und trat Nachlass ein, so war er fortwährend trübe und lebensüberdrüssig. In den Aufregungen, die ich beobachtete, war das Arteriensystem so lebhaft, als es in den rein melancholischen Zeiten niederlag, und dort war denn Patient so laut und dreist, als möglich und er schwatzte, wie er wusste, er sprach über Religion und Anderes nichts, weil — er nichts Anderes wusste und wenn er Unsinn blos sagte, so sprach er, wie er konnte. Ist es nun nicht blosse Thorheit, wenn man von einer Melancholia religiosa spricht, als wäre hier ein aparter Zustand? — ein Mensch, mit jenem in manchen Stücken ähnlich, hatte sich viel mit Electricität befasst, wenig mit dem Catechismus und sprach nun das dümmste Zeug über Electricität — und war das nun Melancholia electrica? — in der That: „Melancholie ist Melancholie, und welchen Unsinn die Kranken nach der Weise ihrer Ausbildung schwatzen, das ist einerlei." — Ich gebe das folgende Pröbchen von den exegetischen, dogmatischen u. s. w. Kenntnissen unseres Melancholikus, die er mit Eifer, fliessender Stimme vorträgt und klassisch vertheidigt, denn er nimmt keine Gründe an:

„Als Patient an dem Wallfahrtsorte war, wollte er katholisch werden, aber es wurde nichts daraus; in seinem Eifer hielt er sich für einen Bekehrer, der die Protestanten und Katholiken vereinigen wollte; er sprach von einem Strafgericht, vor dem er sich stellen müsse; er verkündigte heilige Worte, die nur Auserwählte verstehen könnten; er war nicht eben, wie man sieht, ein Demüthiger und so hielt er sich berechtigt zum Tragen eines Degens, wofür er seinen Stock erklärte, den eine himmlische Macht ihm gab; er erklärte sich für den Anti-Christ, und übertrug später diese Stelle dem Papste in Rom; er wagte es in seiner Tollheit, an unpassendem Orte heilige Worte sprechen zu wollen, und wenn er zu Zeiten gut katholisch war oder in anderen wieder ein strenger Protestant, so sprach er oft so arg, dass er nicht selten seine verrückte Umgebung beleidigte und sich überhaupt ekelhaft machte." Ich habe solche Subjecte kennen gelernt, die himmlische Erscheinungen gehabt hatten und noch hatten; die an der Gnade Gottes verzweifelten; einer war der alte Adam, durch den die Sünde in die Welt gekommen war, oder ein Anderer war von Feinden verfolgt, einer jammerte über die Folgen der Syphilis, über Hochmuth vor dem Fall gekommen oder über magnetische, electrische Einflüsse und den bösen Blick. Genug, der Unsinn, den Melancholiker schwatzen, ist gerade so verschieden, als es Gegenstände gibt, die man unsinnig auffassen kann. Ich habe es nie gesehen, dass der Protestant, Katholik oder Jude sich hier anders zeige, als es dem Charakter des Zustandes entsprechend ist, und keine Religion kann hier in irgend einer Weise als die Ursache solchen Zustandes gelten, weil es nicht wahr ist.

Das Hirnleben des Melancholikers in den höhern Graden liegt so tief danieder, dass er kein Urtheil mehr hat, er beurtheilt sich und die Welt falsch, wenn man sonst hier noch von Beurtheilen anders sprechen darf. Die Angst, die unheimlichen, peinlichen, mindestens unfreundlichen Gefühle, würdigt er nicht; er schiebt sie auf Aeusserlichkeiten und je weniger er reell und gut gebildet ist, je weniger gut erzogen, je eiteler, kurz je unliebenswürdiger er war, desto abgeschmackter interpretirt er seinen Zustand und — so sage Patient, was er will, es ist gleichgültig, wir benutzen es nie zum Verwirren der naturgetreuen Classification der Geisteskrankheiten! — Greift dieser Gegenstand tief ein in die psychiatrischen Doctrinen, so that ich gewiss nicht Unrecht, noch einmal bei ihm zu verweilen! —

§. 15.

Ueber den Zustand der Augen bei Geisteskranken.

Ich habe diesen Gegenstand am wenigsten noch berührt, denn er ist schwierig; ich gebe in dem Folgenden daher auch nur Andeutungen und blos in der Absicht, die Aufmerksamkeit der Forscher auf den Gegenstand zu lenken, denn er ist es werth. —

„Bei Wahnsinnigen ist das Auge in allen Stadien lebhaft und glänzend, was mit dem Eintritt der

Reconvalescenz ein Ende hat, die um so unsicherer ist, wenn der Glanz der Augen zu stark bleibt. Wenn im Stadium prodromorum der Glanz der Augen eintritt, so ist das charakteristisch; in der Acme oder Höhe der Krankheit, ist der Glanz am bedeutendsten und der Blick wird stechend. Je reiner der Fall von Wahnsinn ist, je weniger ist der Blick unangenehm.“

„Bei Melancholikern ist das Auge meist matt, finster, unfreundlich, der Blick ist ängstlich; bei dunkelem Augenstern, bei gelber Färbung der Albuginea, ist der leblose, starre, hohle Blick, oft sehr widrig.“

„Beim Wahnsinn ist die Pupille meist enge, wohl in Folge der Congestionen zum Kopf; enge Pupille deutet also Congestion zum Kopf.“

„In der Melancholie ist die Pupille mehr weit und dies je mehr, je tiefer das Leben herabgesetzt wird; in einzelnen Fällen war die Pupille so weit, dass es war, als sehe man in eine bodenlose Tiefe und das war widrig.“

„Im Blödsinn ist die Vegetation gut, der Mensch gesund; ist das Acute des Zustandes vorbei, so zeigt das Auge oft nichts Besonderes. Bei Blödsinn nach Melancholie ist die Pupille oft weit.“ —

Gelbe Färbung der Albuginea ist oft bei Melancholikern; bei Wahnsinnigen sah ich unter Congestionen das Auge mit rothen Gefässen durchzogen; bei Melancholikern thränte zuweilen das matte Auge, ohne dass die Stimmung grade weinerlich war. —

Ich habe Fälle gesehn, wo eine Pupille weit war, eine enge; warum? — das weiss ich nicht; der Zustand war blos vorübergehend.

In solchen Fällen, wo sich Wahnsinnsexaltation zur Melancholie gesellt, wird der Ausdruck des Auges oft durchaus widrig; so hatte der Blick eines solchen Menschen, der in Ausübung des Selbstmords gehindert wurde, etwas sehr unheimliches. Ueberhaupt steht zu merken, dass das Auge des Melancholikers im Allgemeinen das unfreundlichste ist, und nur solche unter ihnen, die gutmüthig sind, sprechen in ihrem Auge zu Zeiten einen Schmerz aus, der unser Mitleid in Anspruch nimmt. Mehreres zu sagen, habe ich nicht; zum Schluss noch eine Thatsache:

„Patient, der höchstens 45 Jahre alt wurde, führte ein Leben, das an Strapatzen, als Soldat unter Bonaparte, reich war; man hatte ihn wegen Insubordinationsfehler zum Tode verurtheilt, er entfloh, und genug — der Mann wurde herumgetrieben, wie die bonapartischen Heereszüge es so mit sich brachten. In das bürgerliche Leben zurückgekehrt, blieb seine Lage eine meist traurige. Der Mann wurde wahnsinnig, tobte zu Zeiten bedeutend, er sah gelb aus und diese Farbe verharrte selbst in den tobsüchtigen Aufwallungen; sein Auge war in den Anfällen der Manie düster, wie immer, aber dabei dann stechend und glänzend, also unfreundlich. Ausserdem war die Pupille — ob eine oder beide, das finde ich nicht notirt —, in jenen Anfällen so enge, dass ihre Kleinheit nicht bedeutender hätte seyn können. Aus dem Sectionsbericht, habe ich mir folgende Data bemerkt: „Die Leber war weich, und mit schwarzem Blut erfüllt, wobei wir an Dr. Carré's Angabe §. 8, von dem nachtheiligen Gebrauch der Reitzmittel erinnert werden.“ War Patient immer so gelb gewesen, so fand man in der Gallenblase nur eine wässerigte Feuchtigkeit. Der Kopf war mit Blut vollgefüllt; auf der rechten Hälfte des Cerebrum's unter der Dura Mater, fand sich ein Blutextravasat; etwas von diesem entfernt, zeigte sich eine zerstörte, livide Stelle und, was hier für uns am Interessantesten ist, das war dieses: „die Arteria ophthalmica war von einer bedeutenden Ausdehnung.“ Da hiebei im Leben eine enorm kleine Pupille vorhanden war, so glaube ich hierinn die Ursache solcher Erscheinung annehmen zu müssen, wenn leider eine Untersuchung des Auges auch nicht statt fand. Bei den hier oft so bedeutenden Congestionen zum Kopf, musste reichlich Blut in die Ophthalmica dringen, aus der es wieder in die unbedingt auch erweiterten Ciliararterien eindrang. Dass sich die Iris hiedurch musste ausdehnen, ist natürlich und ebenso, dass unter solchen Umständen eine enge Pupille, eine Nothwendigkeit war. Ist diese Ansicht gut, so beruht die grosse Pupille auf Blutmangel, daher sehen wir sie in den melancholischen Zuständen, so wie in manchen Zuständen eines tiefen Blödsinns, wo man kaum die Carotiden mehr findet, aber die Radialen jene überwiegen.“ —

Wir wollen zum Schluss dieser Schrift, noch einmal einen Blick auf das Ganze zurückwerfen, indem wir zur kurzen Beantwortung die Frage stellen:

„das Seelenleben in seinen Beziehungen zum Körperleben,“ wie gestaltet es sich? — wie erscheint es? — und wir antworten nach Berücksichtigung aller hier und früher in Menge gegebenen Thatsachen, dass „eine kranke Organisation das Seelenleben“ stört oder alienirt, aber das Seelenleben „die Seele selbst nie von uns, ihrem Wesen nach zu erforschen ist," während wir einsehen, dass wenn Verrücktheit stets die Folge eines übelen körperlichen Zustandes ist, dieser auch oft Unthaten bedingt, aber es durchaus Zustände gibt, wo der Mensch frei und verantwortlich bleibt. —

Aus allen Forschungen resultirt ferner, dass wenn wir

1) auf dem Wege der Naturforschung die Seele oder das Vernunftprincip, seinem Wesen nach nicht ergründen, wir auch durchaus nicht eine sogenannte „materielle Seele" nachweisen können. Wir können

2) nicht beweisen, dass Seele, Leib und Lebenskraft „Eins" sind, also existirt kein Materialismus, und die, welche aus Forschungen dergleichen haben beweisen wollen, haben ganz etwas Anderes bewiesen: „ihre totale Unwissenschaftlichkeit, trotz einer enormen Belesenheit.

3) Es gibt eine Lehre ohne Beweise, die blos phantasirt und decretirt; eine Lehre, die in das Genre der Mährchen gehört und sich von dieser Manier blos dadurch unterscheidet, dass sie aus Citaten ohne Kritik und scientifischen Flicken ohne Wahl, in höhnender Dreistigkeit verarbeitet ist, und diese

Lehre ist der „Lamettrismus", eine Missgeburt, ein Wahnsinn, der um so böser ist, je mehr die, welche ihn in sich aufnehmen, aus blosser Dressur glauben können, denn sie glauben eben deshalb desto leichter das Tollste; und so sehen wir, wie Dumm- und Aberglauben in sich den Krebs tragen, der sie endlich zerfressen muss und Bildung zum Höchsten führt, desto mehr, je vollendeter die Wissenschaft ist, während eine noch so hoch gesteigerte Kunstcultur keiner Demoralisation Schranken setzt, denn in der Kunst wird zumeist die leicht alienirende Phantasie gehoben, aber Wissenschaft befestigt die Vernunft und in ihr durch die Religion — Moral und gute Sitte! — Und also:

„wir können auf dem Wege der Naturforschung, die Existenz einer vernünftigen Seele zwar nicht beweisen, aber, und das ist die Hauptsache, sie auch nicht läugnen, und also dürfen wir ohne Furcht dreist forschen, damit unsere Wissenschaft verbessert werde" — einen Materialismus gibt es nicht! — Kennen wir das Wesen der Seele nicht; wissen wir nicht, wie sie des Leibes sich bedient, sind wir nur blos erfahren durch Wissenschaft in den materiellen, körperlichen Zuständen, so frage ich: „wie kommen wir in den Besitz letzterer Wissenschaft?"

— nun, eben durch die Seele, durch das in uns waltende Vernunftprincip, und der, welcher es nicht in sich erkennt, der ist zu bedauern und selbst sehr, weil er die Gründe der einzig wahren, allein guten Metaphysik verschmäht, ob sie auch gleich mit der Vernunft in Einklang steht. Die Resultate dieser Schrift in Rücksicht der Lehre von der Entwicklung und dem Wesen der Geisteskrankheiten, in Rücksicht der Classification derselben und ihrer ärztlichen Behandlung, darf ich nicht weiter bezeichnen, da sie deutlich ausgesprochen vorliegen.

Nein! — die gute Wissenschaft kennt keine Identität von Seele und Leib; sie zeigt vielmehr das Gegentheil, und indem sie uns einen Blick in die kranke Organisation erlaubt, die Hindernisse eines guten Seelenlebens in Etwas zu ergründen, so setzt sie uns in den Stand, die zu entschuldigen, welche im Lamettrismus befangen sind.

Gedruckt in der Reimer'schen Buchdruckerei in Grimma.